암

암 경험자들의 가슴에서
건져 올린 단어들

Contents

04

프롤로그

04   ㅇ과 ㅁ이야기
08   암이 탄생시킨 새로운 단어들
     두 번째 이야기

12

글과 그림, 춤으로
자신을 표현하는 아미,
금정화

14   입원
18   단골
22   나이들다
24   소나기
26   취미
28   남대문시장
30   헤어스타일
34   부부
38   장보기
   40   서울시 구별 전통시장 리스트
   42   남대문시장

46

치유 공동체를
꿈꾸는 아미,
유지현

48   시장
52   매기센터
54   혁명
56   버킷리스트
60   덤
62   장례식
66   이제 와서…, 이제라도…
70   1cm
   72   낙원악기상가 & 거리
   74   서울 시내 수산물·축산물 시장
   76   동대문 옆 골목시장

110
손맛으로 온기를 나누는 아미, 이정아

112 국밥
114 시어머니
118 내려놓기
120 텃밭
124 암
128 우쿨렐레
　　132 청계천의 시장들
　　134 광장시장

78
지금, 이 순간의 행복을 찾는 아미, 정수빈

80 암 환자
84 습관
86 방파제
90 화초
94 피그말리온
98 녹두죽
100 녹즙
102 스파크
　　106 청량리의 시장들

136
남대문시장 호떡이 촉발한 '욕망'에 관한 이야기

144
아미들의 장바구니 아이템 훔쳐보기

154 만든 사람들 & 고마우신 분

저도 처음엔 작고 예쁜 동그라미였습니다.

어느 날 제 한 구석에 옹이가 하나, 둘 생겨났고

'암'이라는 '다름'이 생겼습니다.

그렇지만 여전히 저는 동그라미와 같이 살아가고 있습니다.

하지만 동그라미들은 네모인 저를 다르게 바라봅니다.

뒤처지거나, 도와주어야 할 대상으로 말이죠.

동그라미보다 조금 느리긴 하지만 새롭게 얻은 것들도 있답니다.
암을 통해 맘을 들여다보는 새로운 눈과 마음을 말입니다.

○과 □은 암 경험자들의 맘을 어루만지고자 하는
아미북스의 새로운 '눈'과 '마음'입니다

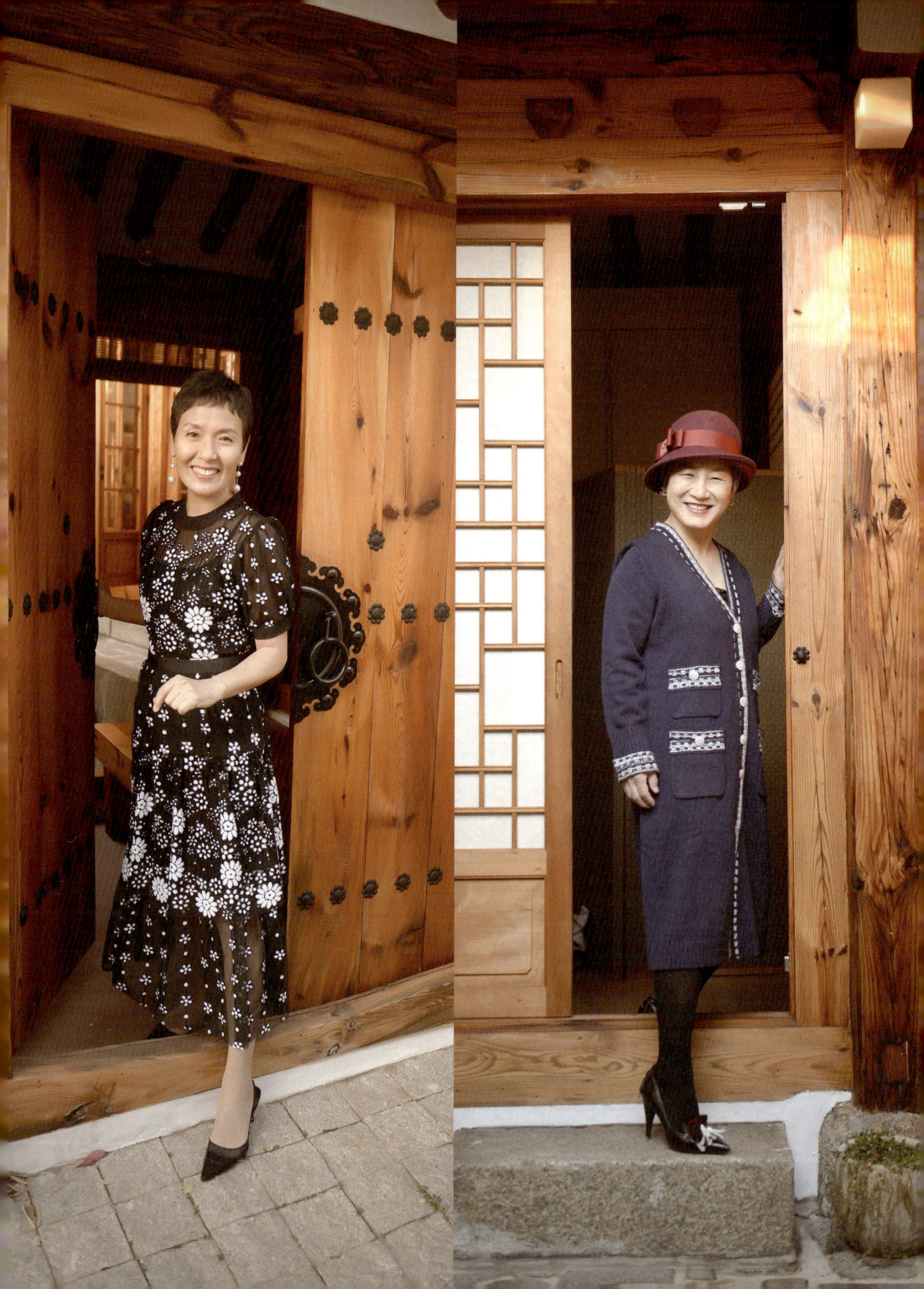

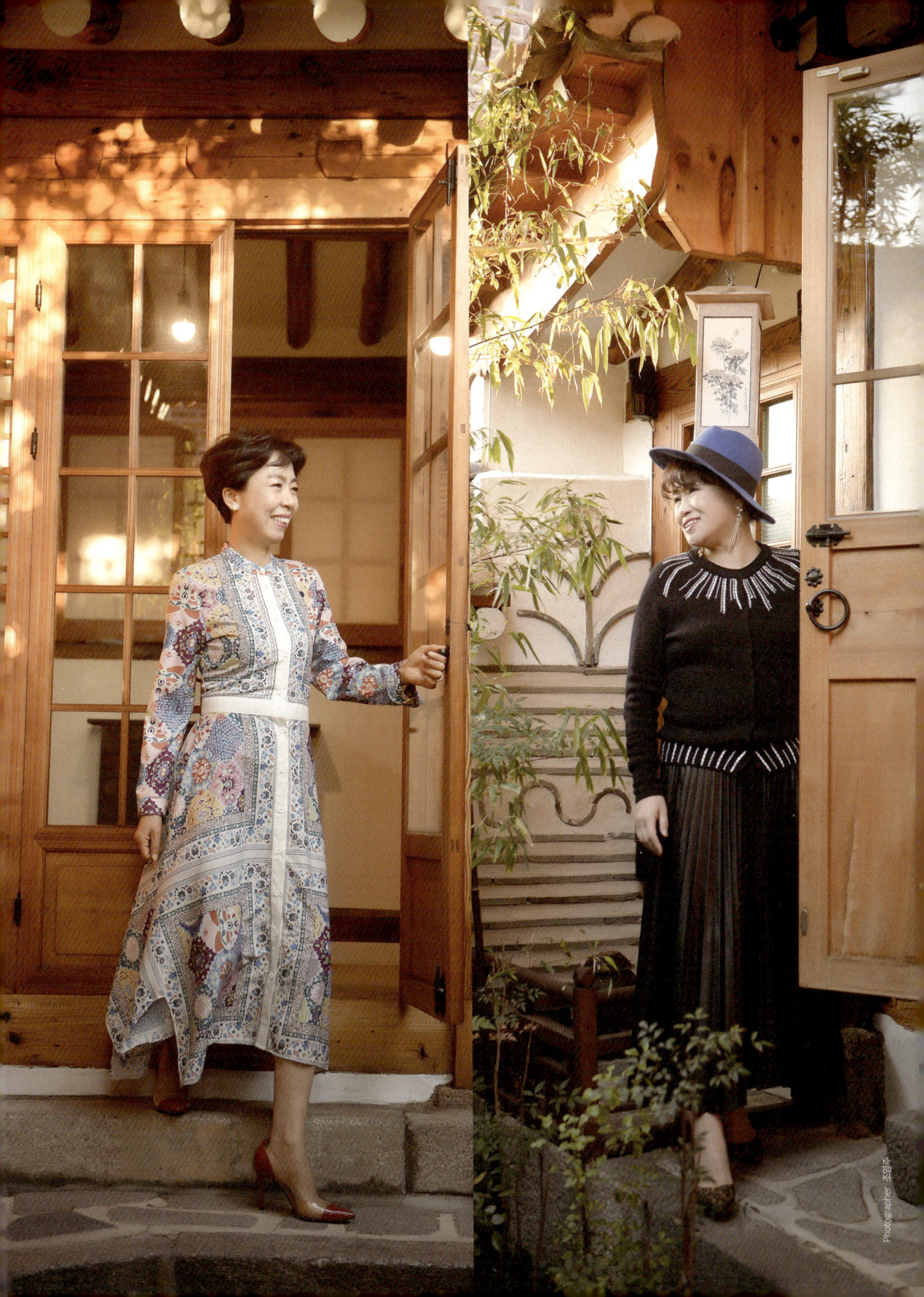

암   이
탄 생 시 킨
새   로   운
단   어   들
두 번째 이야기

2020년 봄, 아미북스는
암 경험자들의 가슴에서 건져 올린 단어들로
첫 책, 『암밍아웃』 제주도 편을 만들어 세상에 내놓았습니다.
그리고 지난 1년간 『암밍아웃』을 통해
많은 암 경험자들을
글과 목소리와 얼굴로 만났고,
같이 울고, 웃고, 공감하며
『암밍아웃』에 관한 다양한 이야기를 나누었습니다.
그렇게 아미북스는 지난 1년간 많은 '아미'들과 친구가 되었습니다.

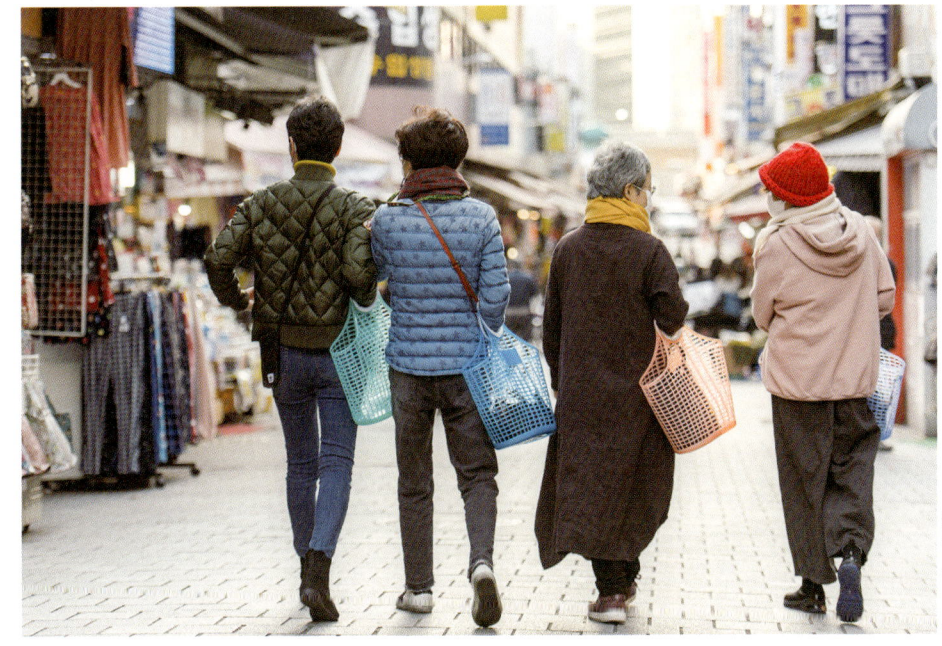

『암밍아웃』 서울시장 편은
그렇게 만난 아미들과의 '수다'에서 시작됐습니다.

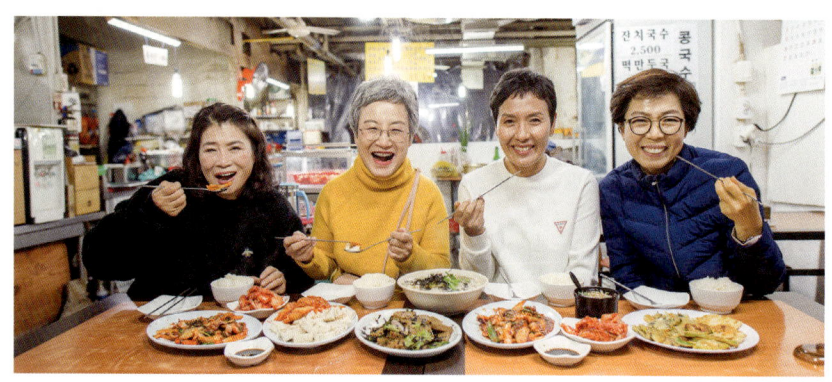

금정화, 유지현, 정수빈, 이정아
이 네 여인은 각각의 자리에서 참 열심히 살아왔습니다.
그녀 자신으로, 사회의 일원으로, 누군가의 아내로, 엄마로, 며느리로…
그러던 어느 날 암 환자가 되었고,
삶의 세찬 바람 앞에 휘청이기도 했지만
"살아 있는 한 희망이고,
또 누군가의 희망이 되고 싶다"라며
『암밍아웃』 두 번째 책의 주인공이 되었습니다.

이들의 이야기는
'시장'을 무대로 담았습니다.
친정엄마의 장바구니가 그리운 딸,
살 것도 없이 시장 구석구석을 누비던 소녀,
시장에서 시어머니를 엄마라고 부르는 며느리,
나를 사랑하기 위해 뒤늦게 시장을 찾은 나…
이들에게 시장은
엄마이고, 추억이고, 그리움이고,
끼니이고, 에너지였습니다.

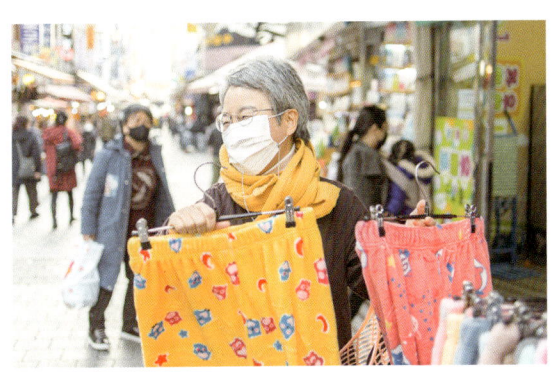

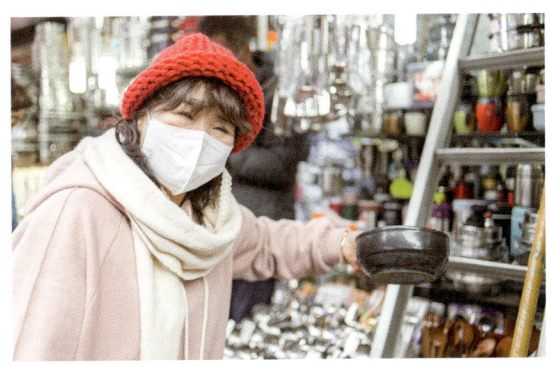

내딛는 걸음마다
추억이 방울방울 솟아나는 시장에서
이들은 『암밍아웃』과 함께
또 하나의 '시장 추억'을 만들었습니다.
그 이야기를 시작합니다.

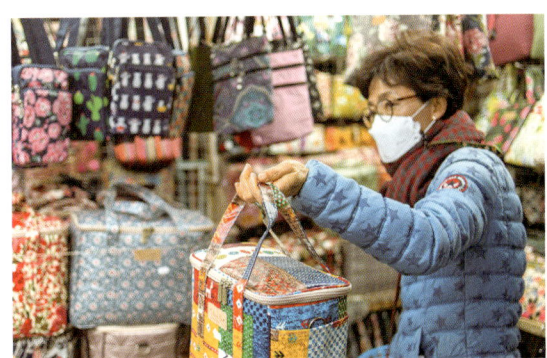

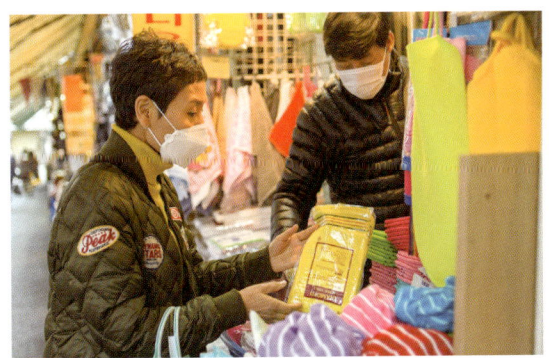

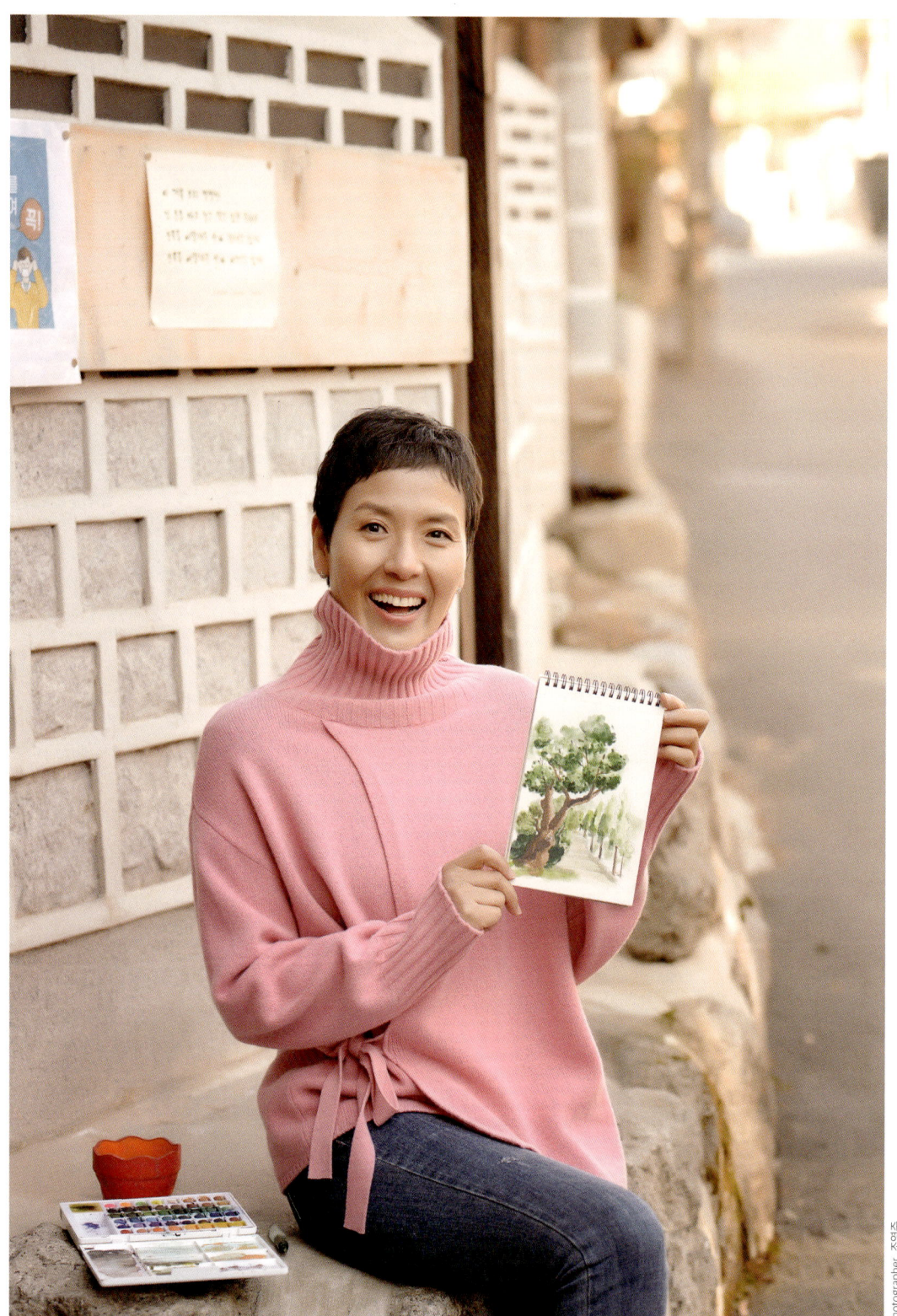

그의 과거

진 단 명 : 유방암 1기 → 재발
수술 일자 : 2011년 12월
　　　　　 2016년 2월
　　　　　 2019년 5월
치료 과정 : 세 번의 수술
　　　　　 4차 항암치료
　　　　　 방사선 15회

그의 현재

여자라서 당연하다고 여기던
가슴 하나 지키고 살기가
참 어렵다는 걸 실감함.
지금 있는 그대로의 내 모습을
받아들이며 지내는 중.

그의 미래

지금의 일상을 잘 살피며
1년간 열심히 글을 쓰고,
이어 5년을 무사히 지낸 후
"일 년만 잘살아 보기로 했다"라는
제목의 책을 출판하는 것.

글과 그림, 춤으로
자신을 표현하는 아미,
금 정 화

입
원

입원 사전적 뜻 : 환자가 병을 고치기 위하여 일정한 기간 동안 병원에 들어가 머무는 것.

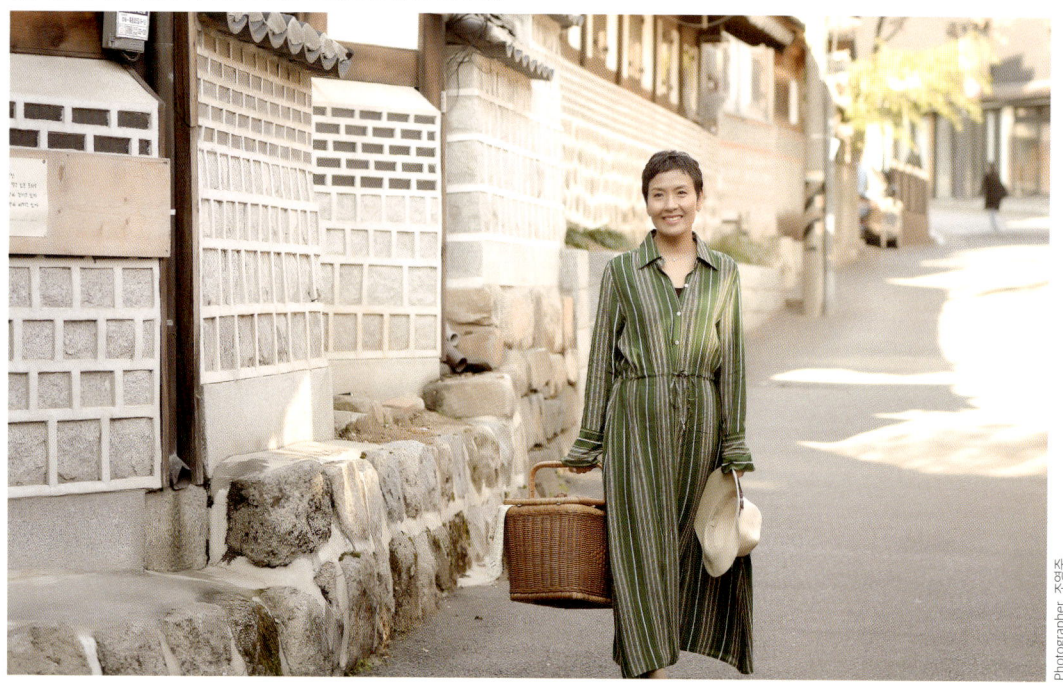

Photographer 조영주

다시 나에게로 가는 여행.

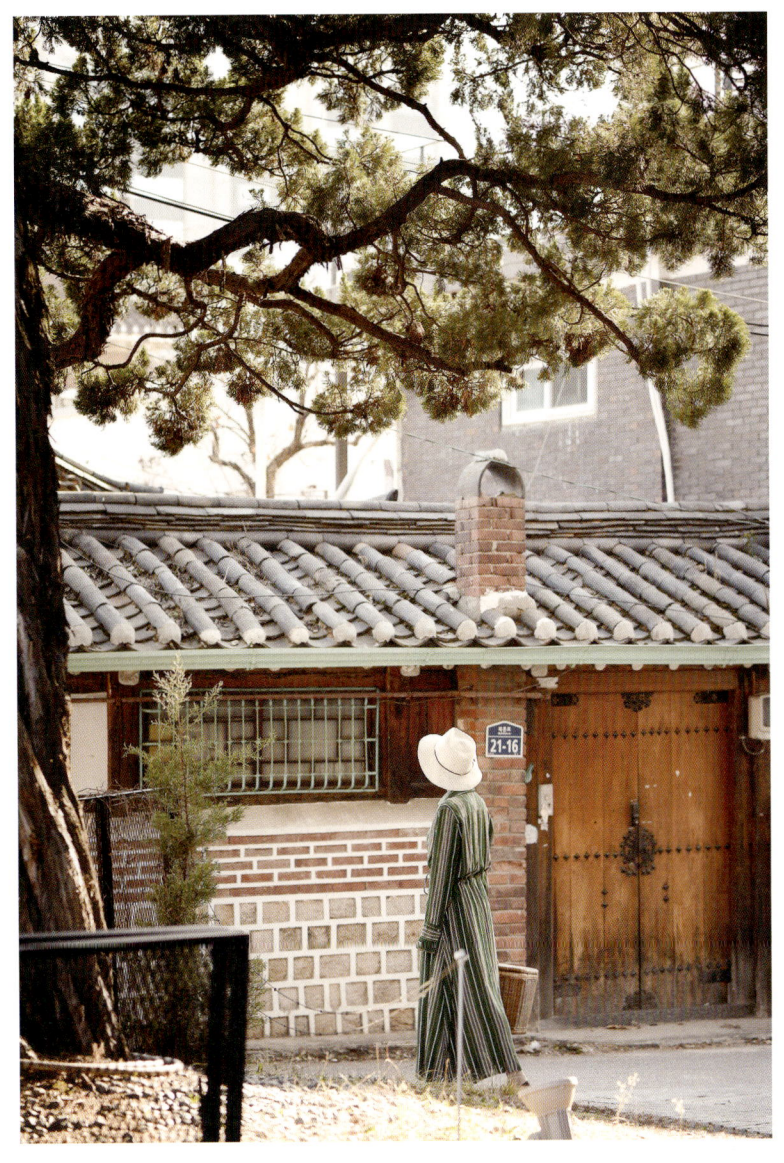

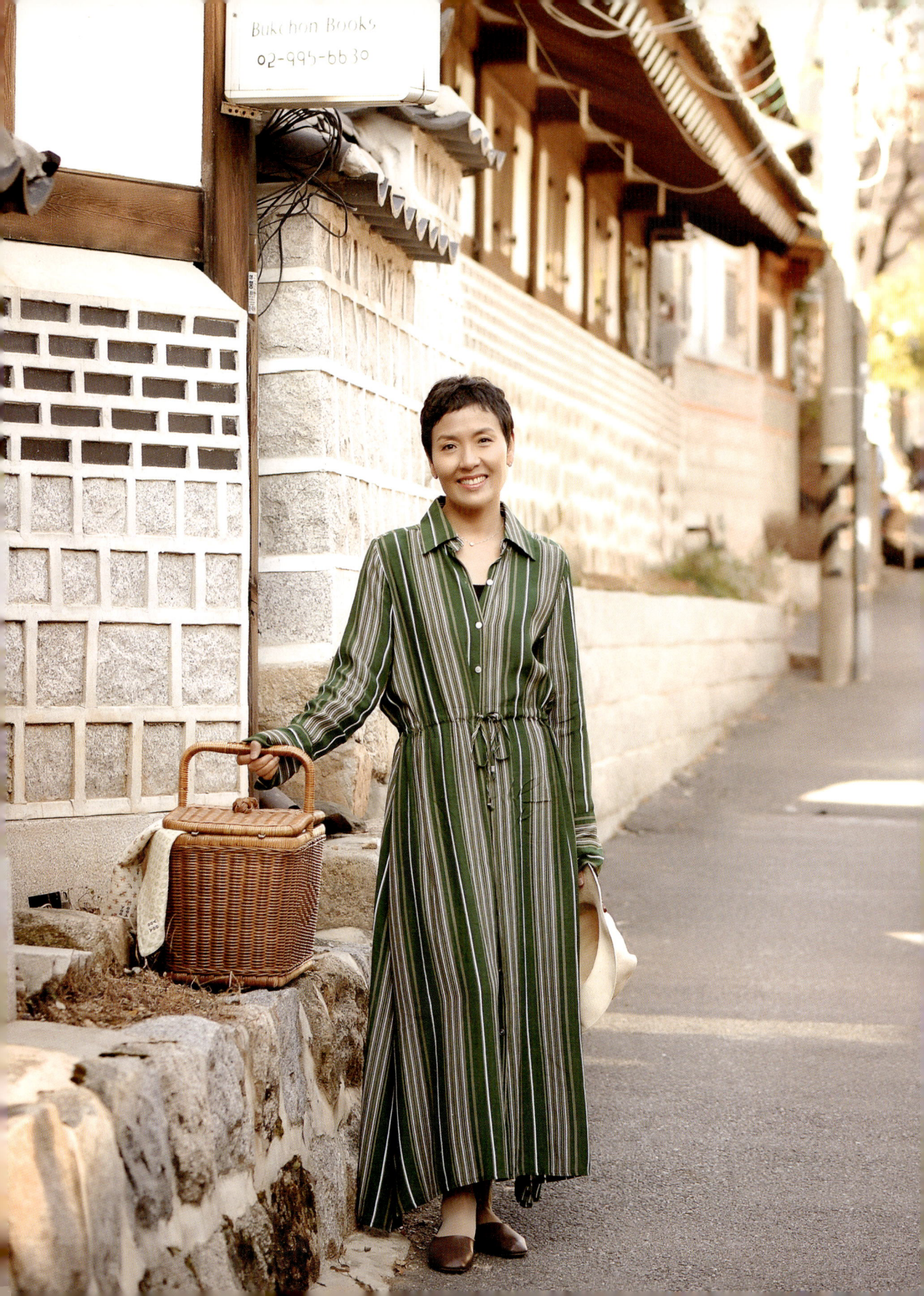

청소기를 밀고
세탁기를 돌리고
냉장고를 정리한다.
참기름에 애호박을 볶고
호두를 넣어 멸치도 조리고
콩나물국과 된장국을 끓이고…
시간에 쫓기며 나갈 준비를 한다.

그렇게
여행을 간다.
아니, 병원을 간다.
여행 가방을 싸듯
필요한 짐을 꾸리고
호텔 체크인하듯
입원 절차를 밟는다.
그리고 여행을 온 듯
주부가 아닌,
다시 나만의 시간이 시작된다.

단
골

단골 사전적 뜻 : 늘 정하여 놓고 거래하는 곳.

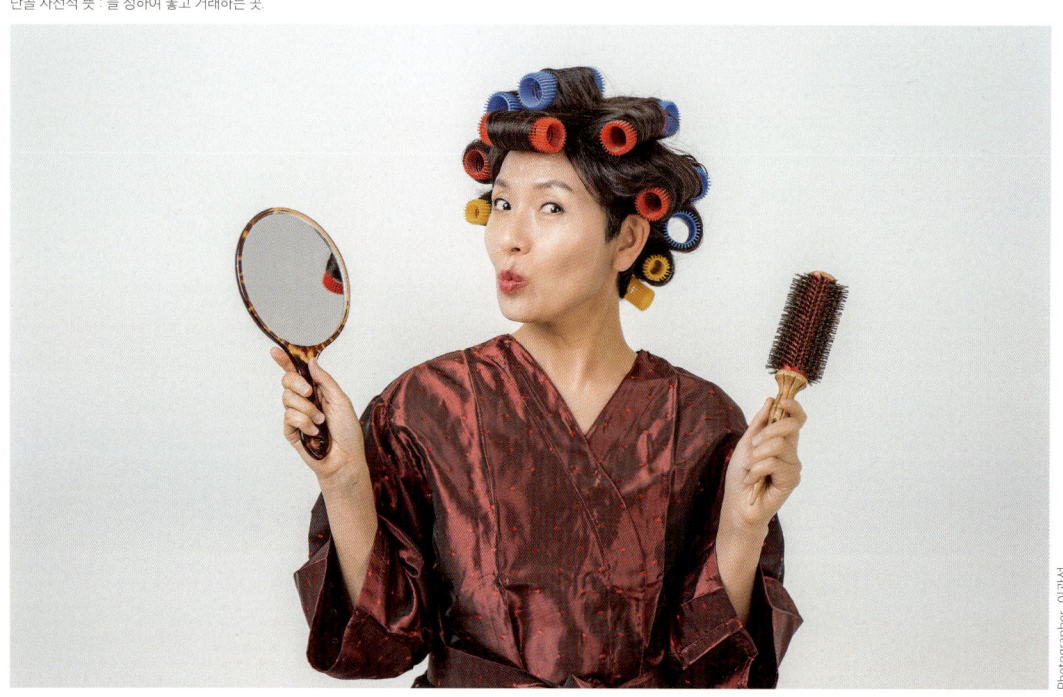

매일 안녕을 물어보는 곳.

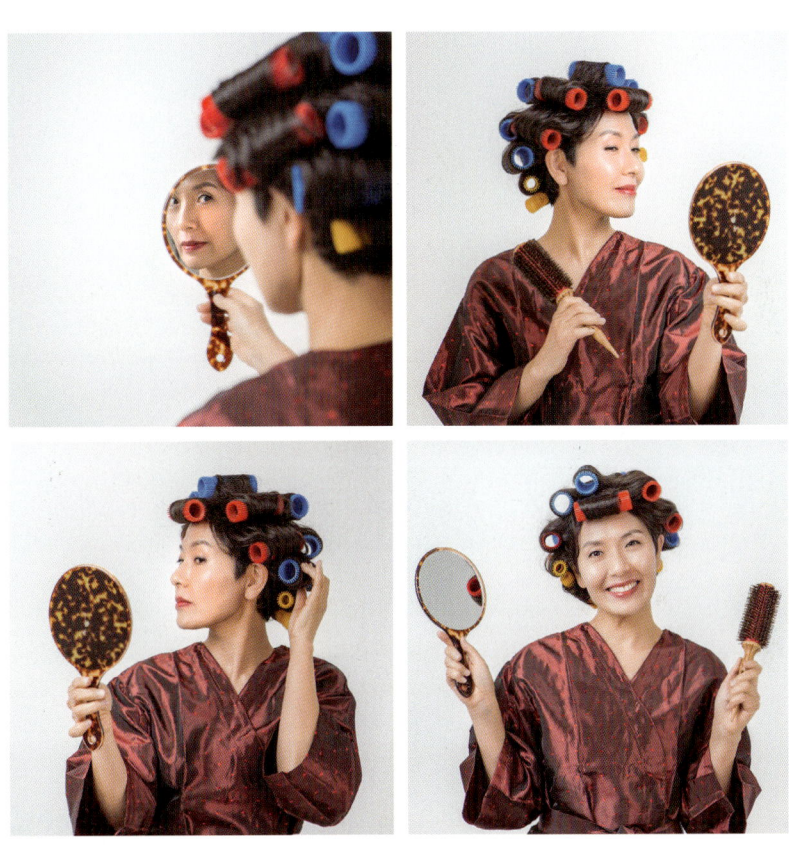

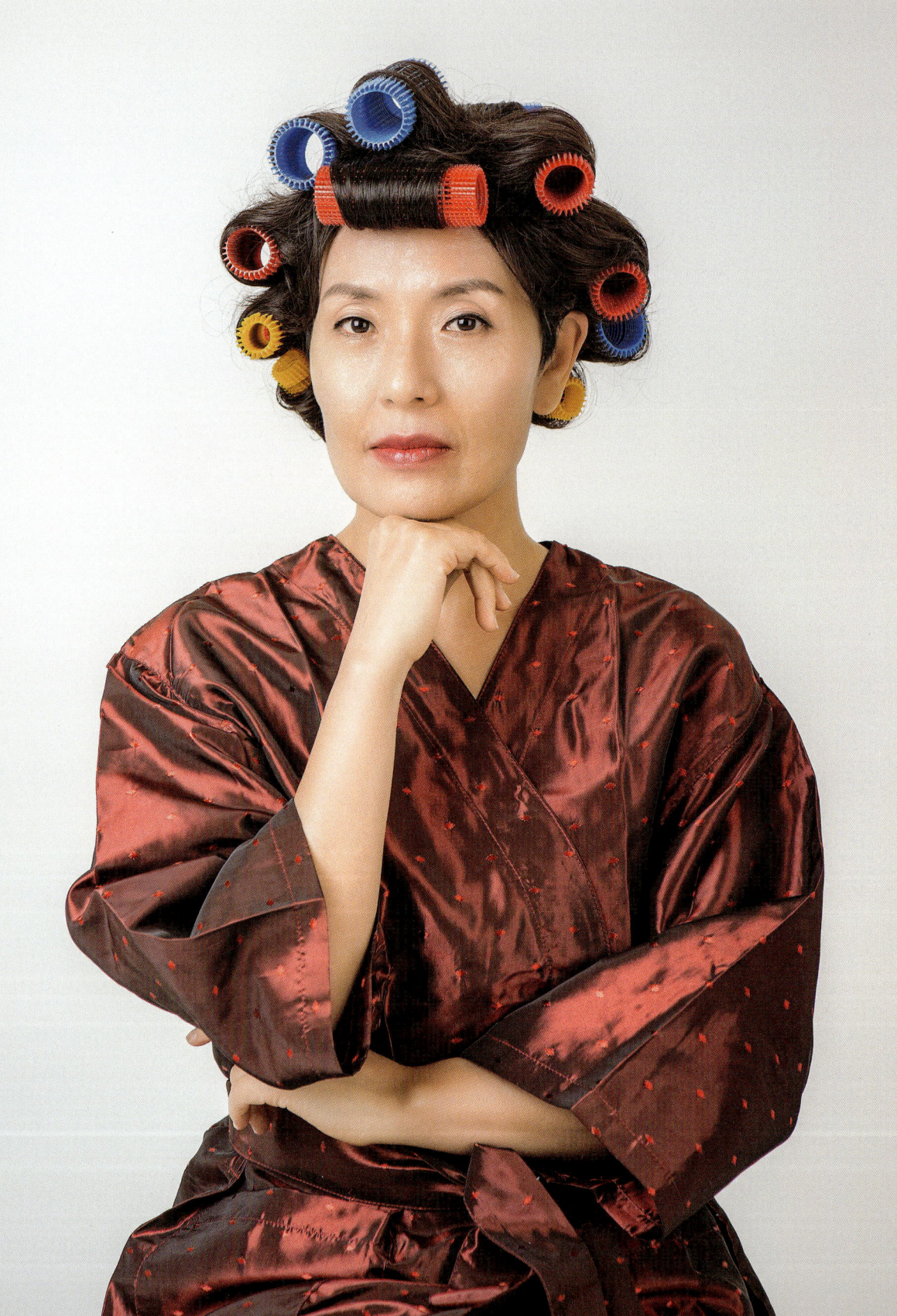

내가 다니는 미용실은 집에서 대중교통으로 한 시간 거리에 있다.
나는 이 곳을 한 달에 한 번씩 빼먹지 않고 간다.
그런데 내가 자주 들르지 못한 곳이 있었다.
내 것이라 다 안다고 생각했지만,
실제로는 모르고 외면하고 있었던 그 곳… 바로 '내 마음'이다.
나는 항상 적정 체중을 유지했고, 운동도 게을리하지 않았으며, 나름대로 건강식을 챙겨왔다.
그런데 병이 찾아왔다. 그것도 아주 큰 병이.
세 번의 수술을 겪고 나서야 알게 되었다.
내가 굉장히 예민하고, 에너지가 많은 사람이라는 것을….
나는 예민한 내 마음을 보살펴주어야 했었고,
넘치는 에너지를 잘 발산하기 위해 노력했어야 했는데
그렇게 하지 못했다.
"인생의 바람은 한 번 불었다고 멈추지 않는다"고 한다.
이미 내 인생에 여러 번의 바람이 지나갔고,
또 얼마나 더 불어올지 나는 알지 못한다.
그래서 결심했다.
내 마음의 단골이 되어 더 자주 들여다보고 아껴주며 사랑하겠노라고!

나
이
들
다

나이들다 사전적 뜻 : 나이가 많아지다.

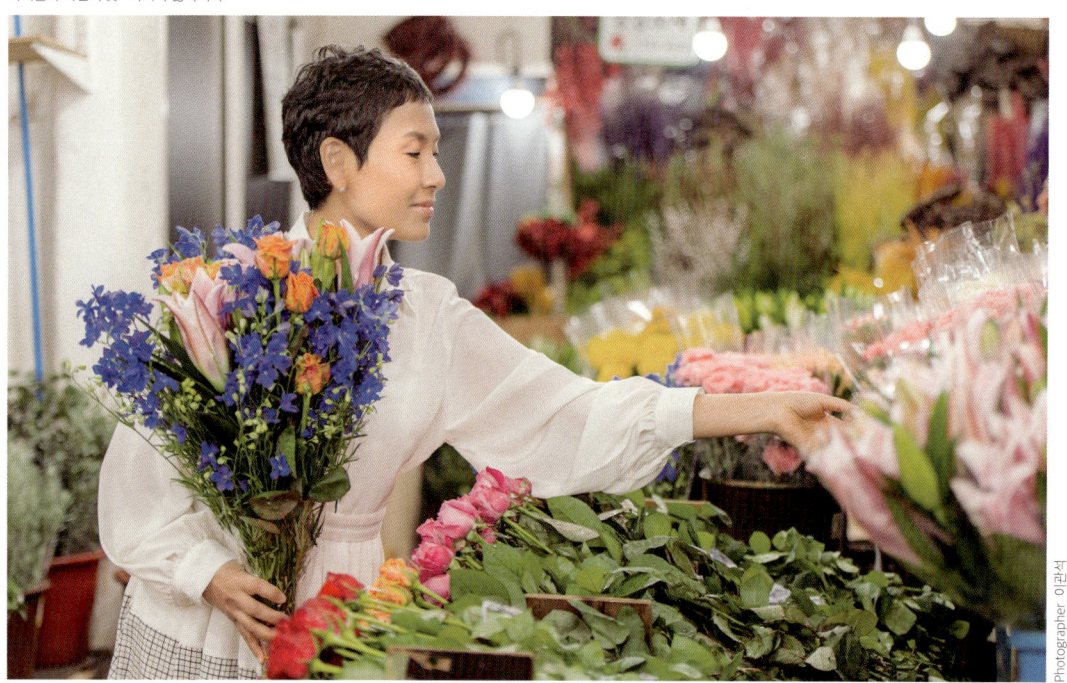

Photographer 이권석

나다워지다.

젊었을 땐
내 아이들을 꽃인 양 바라보며 사느라
꽃이 예쁜 줄 몰랐다.
아이들이 다 크고 나니,
이제야 꽃이 진정한 꽃으로 보이기 시작했다.
그렇게 마주한 꽃은
'암을 잘 이겨내 왔다고',
'지난 세월을 잘 지내왔다고',
마치 자연이 나에게 주는 선물 같았다.

"계절의 봄은
가을이 가고 겨울이 지나면 저절로 찾아오지만,
인생의 봄은
노력하고 애쓰며 공들인 사람만이 받을 수 있는
귀한 선물이다"라는 말이 있다.

이처럼 우리 삶에는
적당한 때가 되어야만 받을 수 있는
인생의 선물들이 있는 것 같다.
너무 조바심내며 살지 않아도 되는 이유가 여기에 있다.
나이가 들면서 하나씩 주어지는 그 선물들을
감사한 마음으로 받아 내 삶의 깊이를 더해가야겠다.

만약 지금 누군가가 나에게
지난 세월을 다시 되돌려주겠다고 한다면
나는 이렇게 말해 주고 싶다.
"No, thanks"라고
"나는 나이 든 지금의 내가 참 좋다"라고.

소 나 기

소나기 사전적 뜻 : 갑자기 세차게 쏟아지다가 곧 그치는 비.

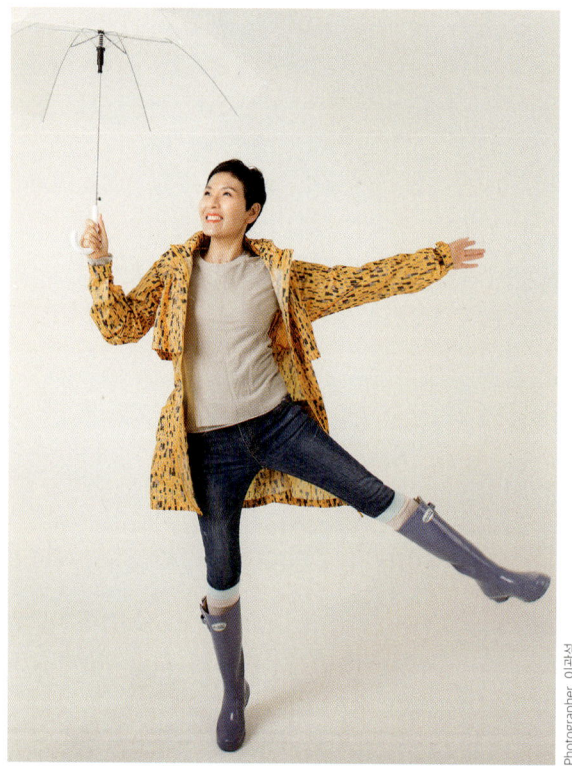

Photographer 이권석

느닷없이 닥치는 삶의 역경. 나에겐 '유방암'.

갑자기 비가 내리면
사람들은 두 부류로 나뉜다.
비를 맞으며 꿋꿋하게 걸어가는 사람들과
비를 피해 쉬어가는 사람들로…
나는 후자에 속한다.

주룩주룩 쏟아지는 빗소리와
촉촉한 바람을 느끼고 있다 보면
비는 금세 그친다.
그 때 나는 다시 일어나 걷는다.

혹시 지금 아파서 치료 중이라면,
그래서 힘들어하고 있다면,
잠시 비를 만난 거라 생각하자.
그 비가 소나기가 될지
장맛비가 될지는 알 수 없지만,
언젠가 그친다는 사실 하나만 기억하자.

비를 피하는 동안
그 시간을 어떻게 보낼지는 스스로 선택할 일이다.
그 다음엔 온전히 즐기자.
이 때, 함께 비가 그치기를 기다려주는 사람이 있다면
더할 나위 없이 좋다.

나도 그랬다.
그것도 여러 번.
하지만 또 지나가고 있다.
늘 그래왔던 것처럼…

취
미

취미 사전적 뜻 : 전문적으로 하는 것이 아니라 즐기기 위하여서 하는 일.

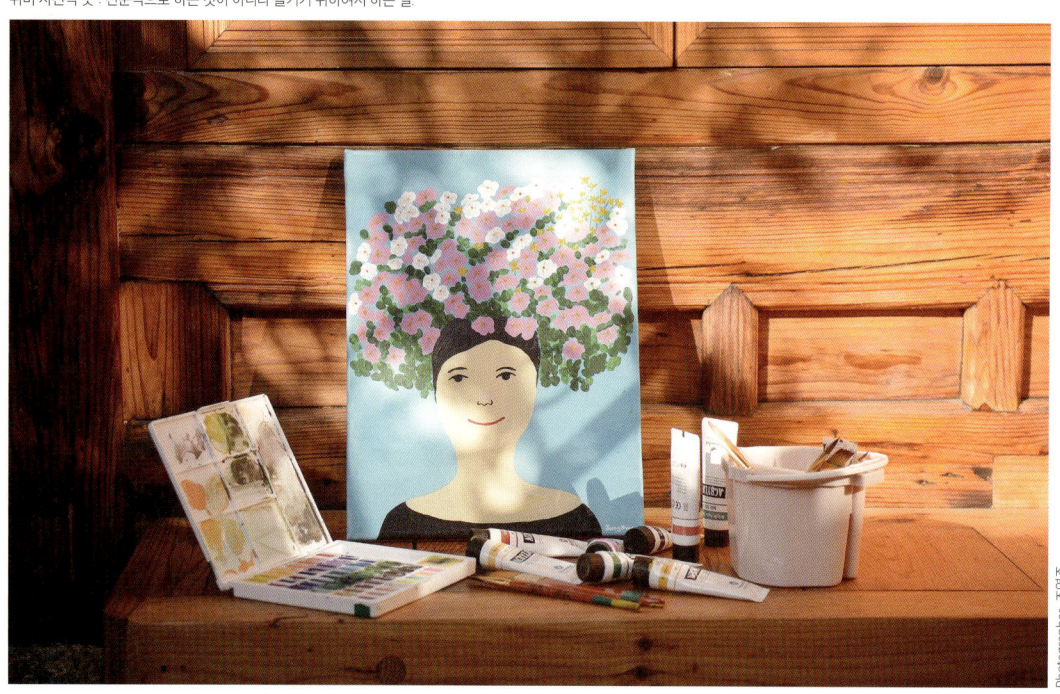

나를 자세히 들여다보게 하는 일.

언젠가부터 춤추는 내가 좋았다.
쓰면 쓸수록 글로 표현되는 나도 좋았다.
그러다 이젠 그림 속의 내가 궁금해졌다.
그래서 드로잉을 시작했다.
춤을 추니 공연하며 봉사할 일이 생겼고
글을 쓰니 책을 만들 기회가 왔고,
그림을 그리니 전시를 하게 되었다.
즐거운 시간이 점점 늘어났다.
나이 들어 시작한 소소한 취미들이
나를 자세히 들여다보게 했고
조금씩 나를 알아가게 했다.
그렇게 점점 나다운 나를 만들어가고 있다.

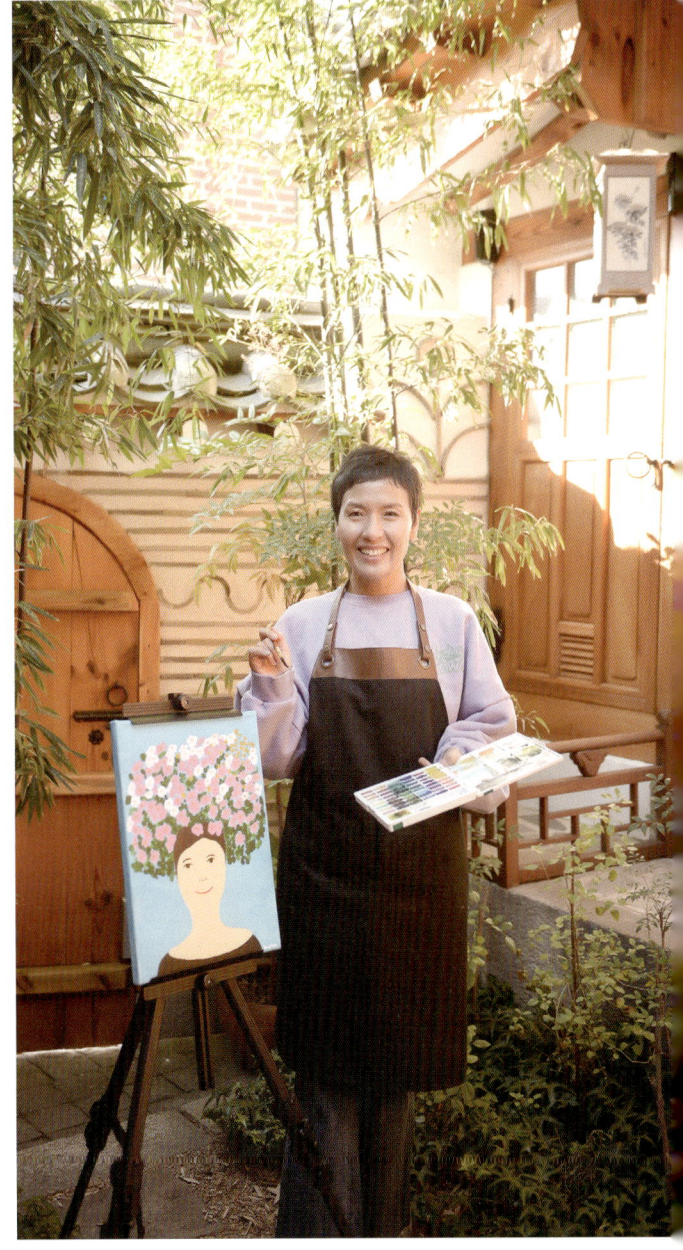

남대문시장

남대문시장 사전적 뜻 : 서울 남대문 동쪽에 있는 시장. 10,000여 개의 점포가 있으며 특히 아동복과 양품은 전국적인 상권(商圈)을 이루고 있다.

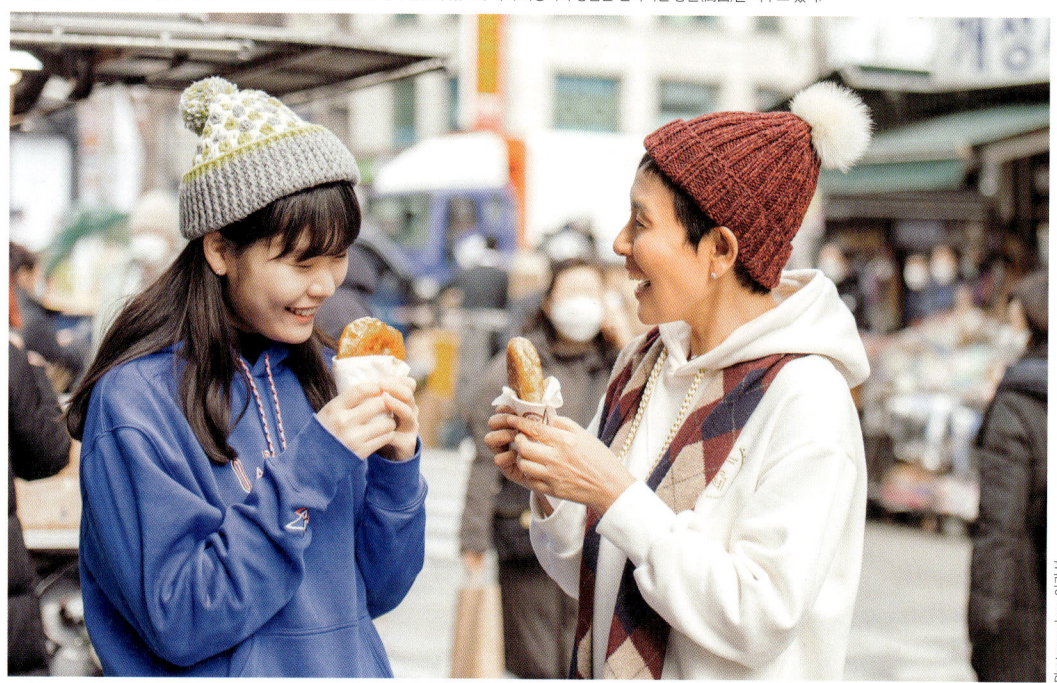

Photographer 이권석

친정엄마를 기억하는 추억의 장소.

딸이 서울에 살아도
오실 일이 거의 없던 친정엄마는
내가 항암치료를 받는 동안
한 달에 한 번씩
아픈 딸과 어린 손주들을 돌보기 위해
경주에서 기차를 타고 올라 오셨다.

골골거리던 내가 기운을 차리는 날이면
바람도 쐴 겸 나는 엄마와 남대문시장으로 향했다.
무지개색 옷들이 즐비한
미로 같은 여성복 매장에서 엄마는 자신의 옷을 골랐고,
아동복 판매대에선 손주들 옷을 사주셨다.
쇼핑 후 우리는 칼국수나 비빔밥,
갈치조림으로 점심을 해결했고
엄마는 다시 경주행 기차에 몸을 실었다.
그렇게 웃으며 엄마를 보내드린 날이면
누워있는 모습만 보여드리지 않아서인지
미안한 마음이 덜하곤 했다.

요즘 나는 그 곳을 딸과 간다.
내가 좋아하는 호떡집에 들러 간식을 먹기도 하고
시장 맛집에서 외식도 한다.
이렇게 남대문시장은 나에게
엄마와 함께 한 기억을 떠올리고
딸과 같이 추억을 만드는 장소가 되었다.

헤어스타일

헤어스타일 사전적 뜻 : 머리카락의 모양을 낸 형(型).

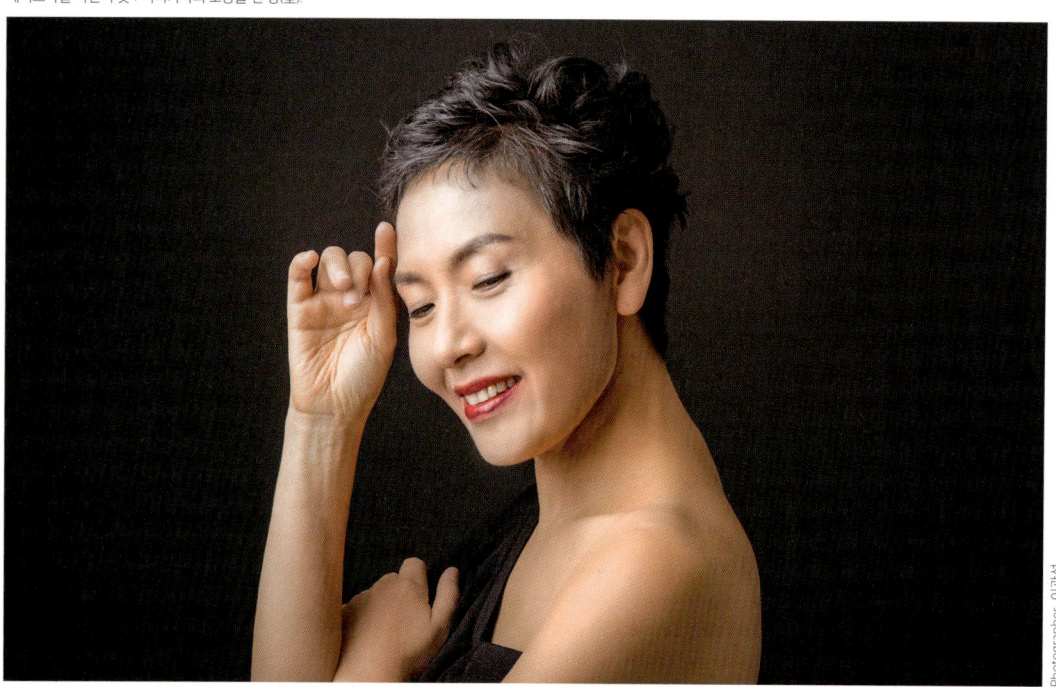

암이 준 선물.

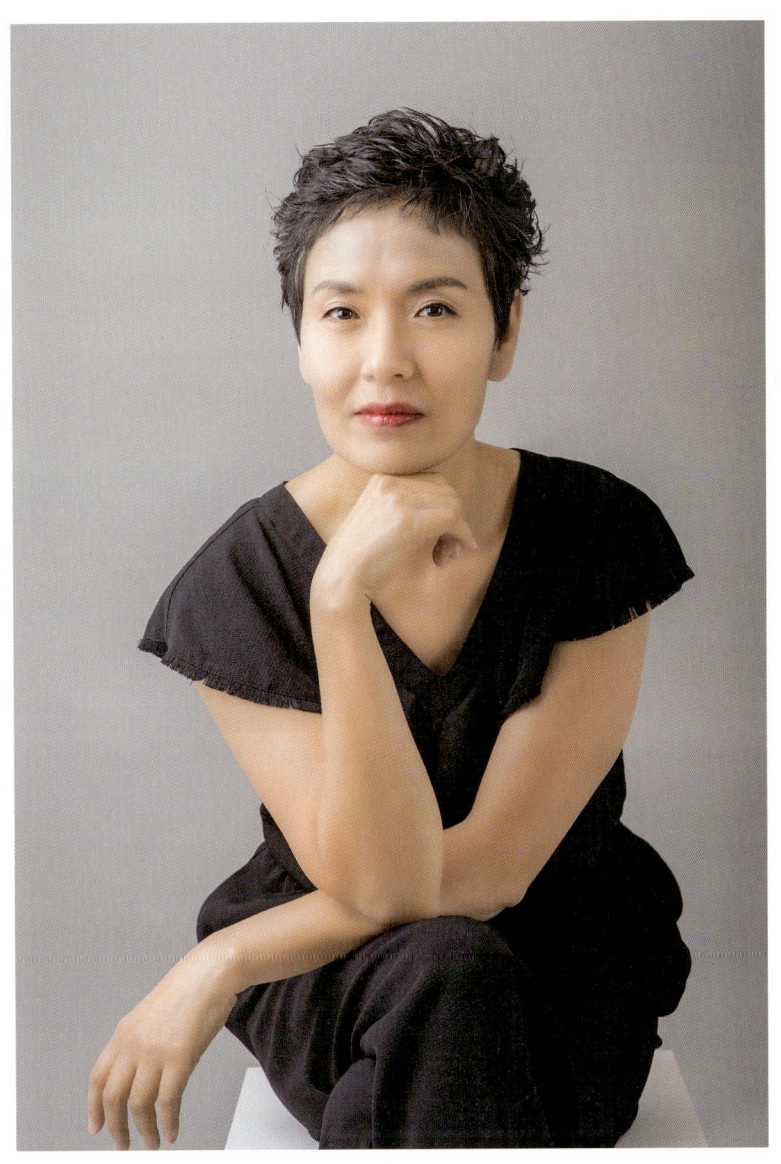

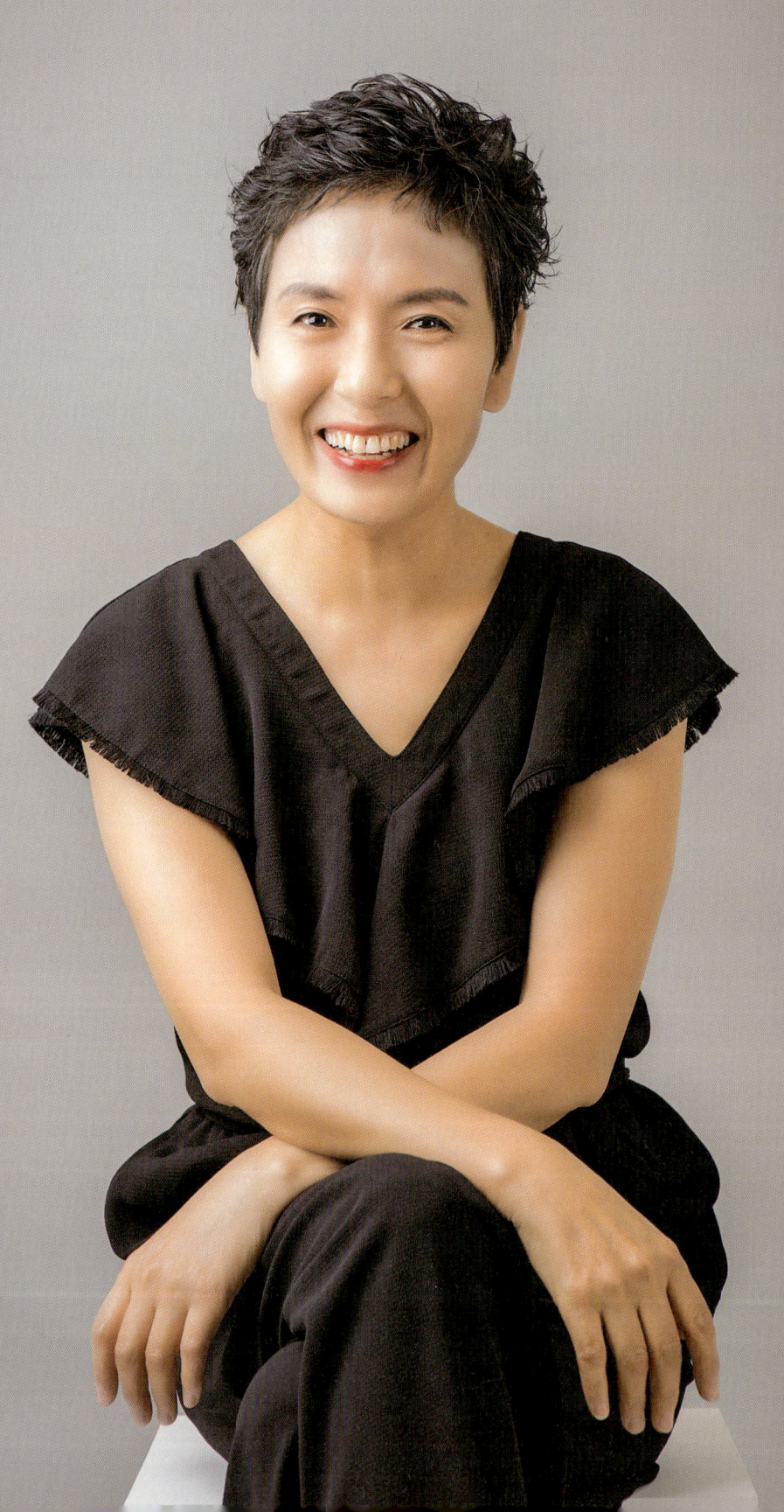

곱슬머리가 심한 나는
어렸을 때부터 원하는 머리 모양을 마음대로 할 수 없었다.
대학생이 된 이후 찰랑거리는 머리카락을 가지고 싶어
스트레이트 파마를 해보기도 했지만
한 달도 채 안되어 이내 곱슬거리기 시작했다.
당시 미용실에 가면 반나절을 보내기 일쑤였고,
완성된 헤어스타일이 딱히 마음에 들지도 않았다.
돈 쓰고, 시간 낭비하고, 몸은 힘들고…
그야말로 죽을 맛이었다.

그러던 내가 진짜 죽을 맛을 봤다.
항암 부작용으로 대머리가 된 것이다.
다행히 치료가 끝나자 머리카락은 다시 잘 자라 주었다.
역시나 곱슬곱슬한 상태였지만…
어느 정도 자란 머리카락을 다듬기 위해 집 근처 미용실에 들렸고,
생전 처음 해보는 스타일이지만
정리된 머리는 짧아서 그런지 곱슬기도 덜 하고 나름 봐줄 만했다.
미용사가 자신이 잘라 놓고는
배우 '할리 베리' 같다면서 만족해하던 기억이 난다.

갑자기 찾아왔던 병은
이렇게 나에게 멋진 헤어스타일을 선물처럼 안겨주었다.
절대로 완성될 수 없을 것 같던 나의 패션에 마침표를 찍어 준 셈이었다.
'패션의 완성은 헤어'라고 이제는 감히 말할 수 있다.
가보지 않으면 두렵고, 알 수 없는 길과 같은 우리의 삶.
살다가 어쩔 수 없이 다른 길로 가게 되더라도 겁먹지 말자.
그 곳에서 또 다시 나의 길을 찾아 가면 될 일이다.
그 길을 나설 용기만 잃지 않으면 된다.

부
부

부부 사전적 뜻 : 남편과 아내를 아울러 이르는 말.

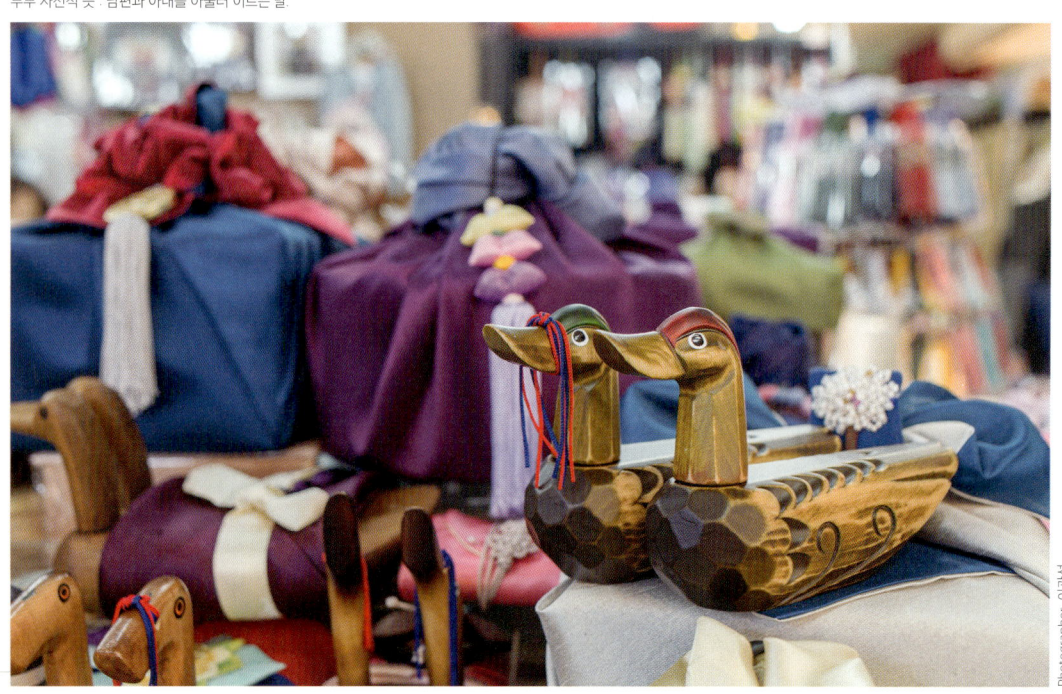

Photographer 이권석

가깝고도 먼, 결국엔 좋은 친구.

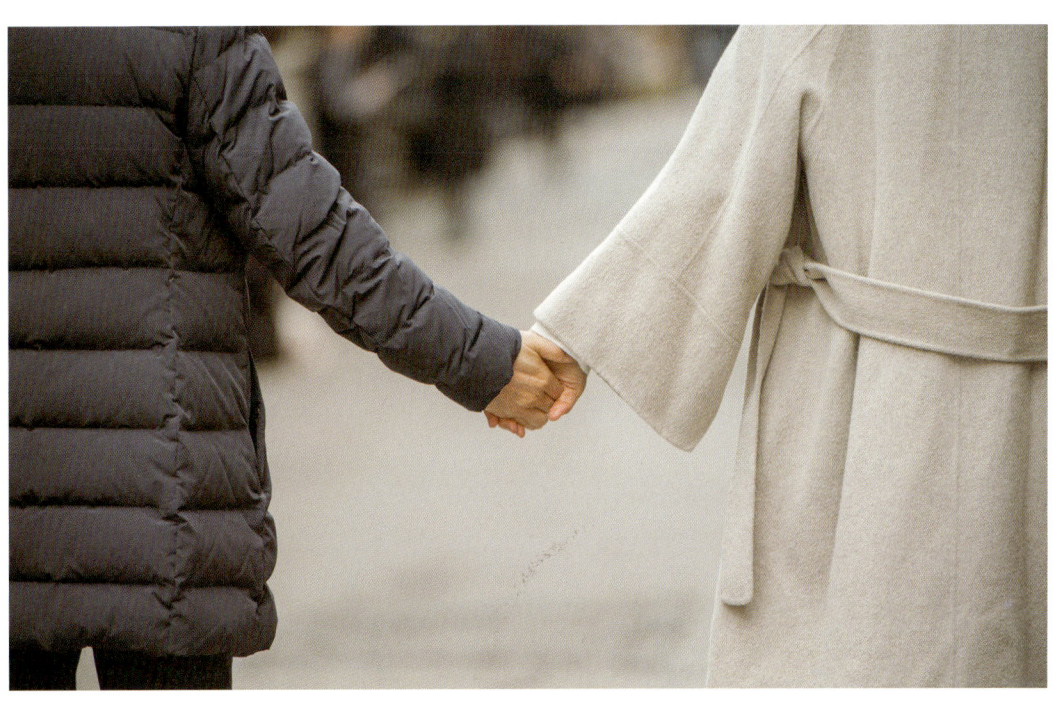

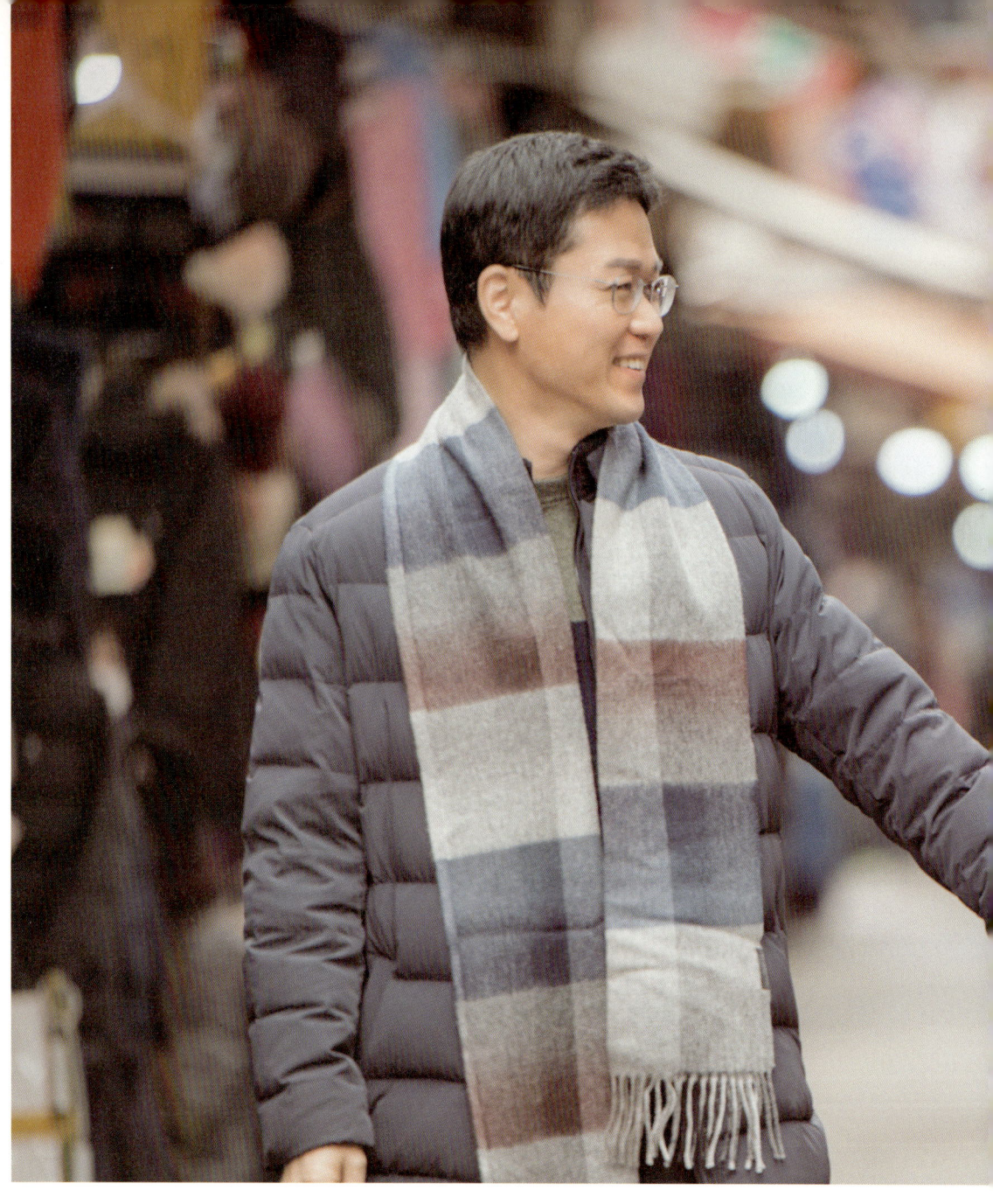

"이젠 더 이상 안되겠다. 너는 너 하고 싶은 거 다 하고,
가고 싶은 곳 다 가고, 만나고 싶은 사람 다 만나라."
내가 퇴원을 해서 집에 돌아왔을 때 남편이 했던 말이다.
나는 그 말에 힘입어 정말로 그렇게 살고 있다.
어느 정도 눈치를 보긴 하지만.

아이들의 성장이 가져다 준 시간의 여유만큼
나에게도 마음의 여유가 생겼다.
그러고나니 보이기 시작했다.
회사와 집, 그리고 병원을 분주히 오가며
남편이 겪었을 그동안의 고단함이…

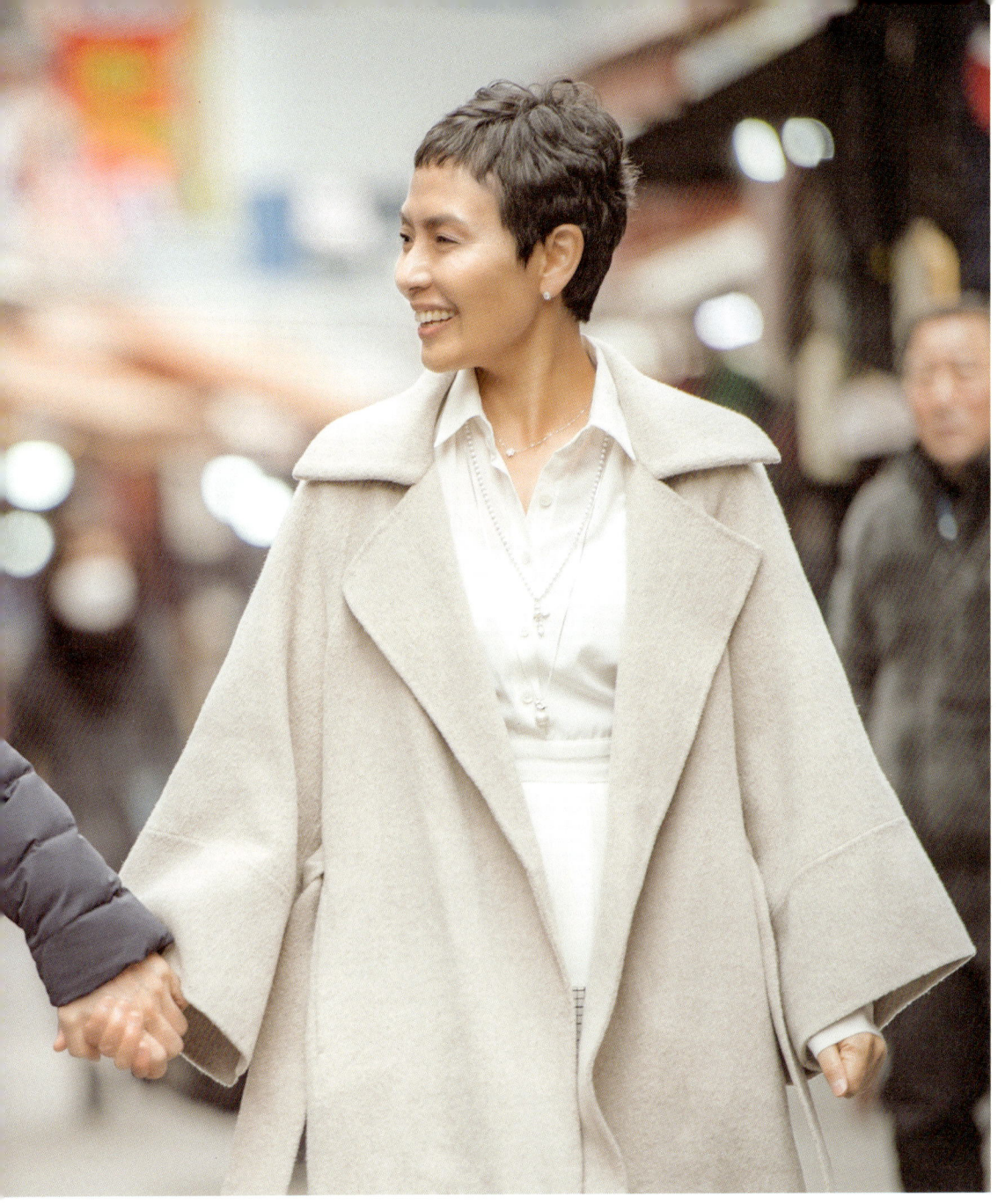

남편은 면역력이 떨어졌는지 작년에는 독감에 이어
대상포진까지 앓았다.
피곤하거나 힘들면 피부에 울긋불긋
알레르기 반응도 올라온다.
이 또한 남편의 마음이 보내는 몸의 신호인 것 같다.
이번엔 내가 남편에게 말해줘야 할 것 같다.

"하고 싶은 거 해 보고,
가고 싶은 곳 가 보고,
만나고 싶은 사람 만나면서
외로움과 쓸쓸함 잘 견디어 내고
빛나는 꽃중년으로 다시 태어나"라고.
그래도 '다'란 말은 살짝 빼 본다.

장보기

장보기 사전적 뜻 : 시장에 가서 물건을 팔거나 사 오는 일.

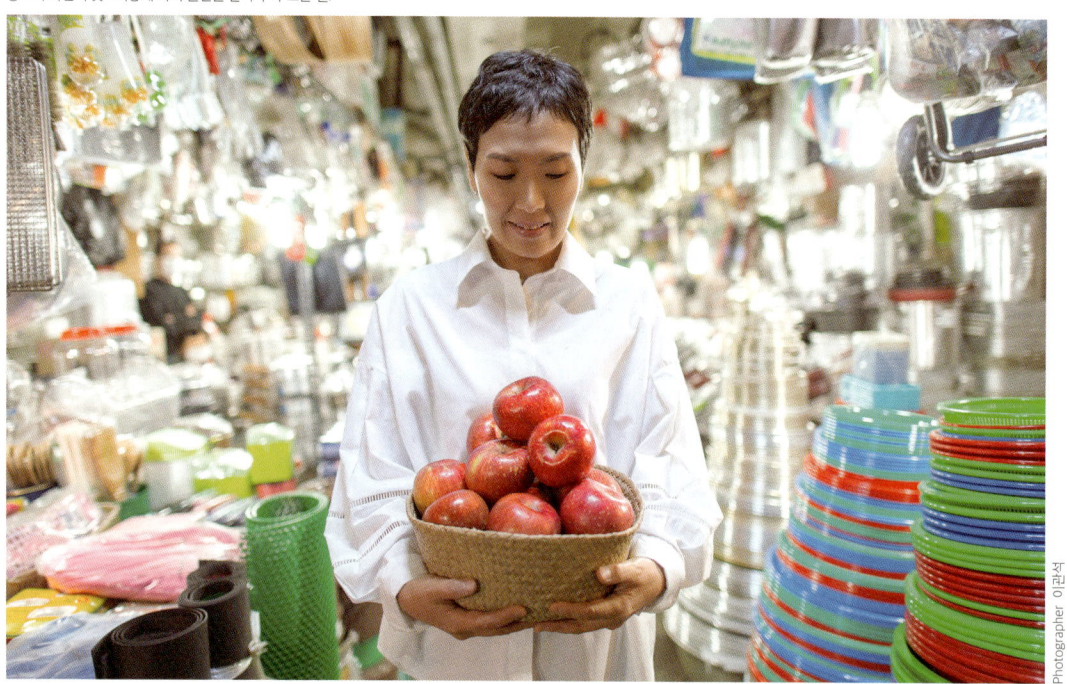

뒤늦게 알게 된 엄마의 사랑.

여고 시절, 나는 아침마다 사과를 먹었다.
이런 나를 위해,
장날이면 엄마는 이른 아침 자전거를 타고
경주역 근처 시장으로 가
자전거 앞바구니와 뒷자리 가득
사과를 싣고 오셨다.
약간의 흠집으로 상품성은 떨어지지만
맛 좋은 사과를 싼 값에 사오시는 것이었다.
결혼 후 아이를 가져 입덧으로 고생할 때도
다른 건 못먹어도 사과는 먹을 수 있었다.
지금도 아침마다 사과를 챙겨 먹지만
그 때의 아삭하면서도 달콤하던 사과의 맛은
더 이상 찾을 수가 없다.
엄마가 세상 여행을 마치고 떠난 이제야 알겠다.
우리 집에 사과가 떨어질 날이 없었던 것은
딸을 위한 엄마의 수고로움 덕분이었다는 것을.
자전거만 타고 오기도 쉽지 않은 도로길을 달려
사온 사과가 유독 달콤했던 이유는
딸을 위한 엄마의 사랑이었음을.

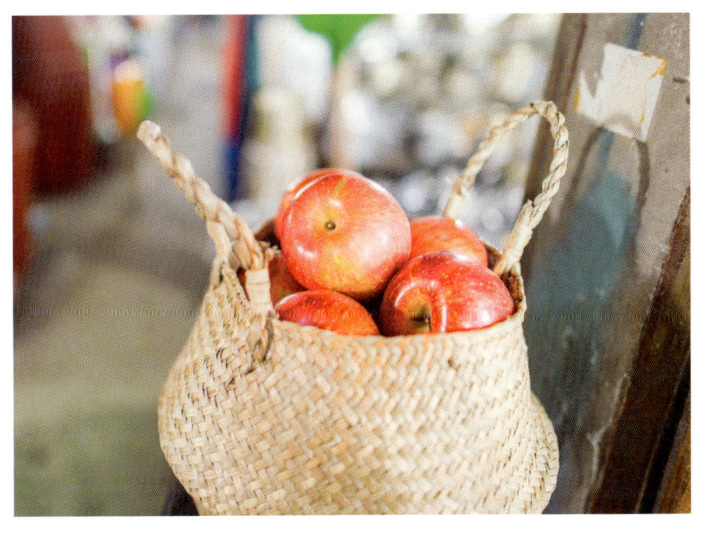

ⓘ 서울시 구별 전통시장 리스트

서울 도심 곳곳에는 우리의 일상을 특별하게 만드는 전통시장이 있다.
백화점과 대형 상점에선 느낄 수 없는
빛바랜 추억, 거리의 맛, 그리고 흥정의 즐거움이 있는
서울 대표 전통시장들을 소개한다.

자료 출처 서울시청, 소상공인시장진흥공단, 전통시장통통

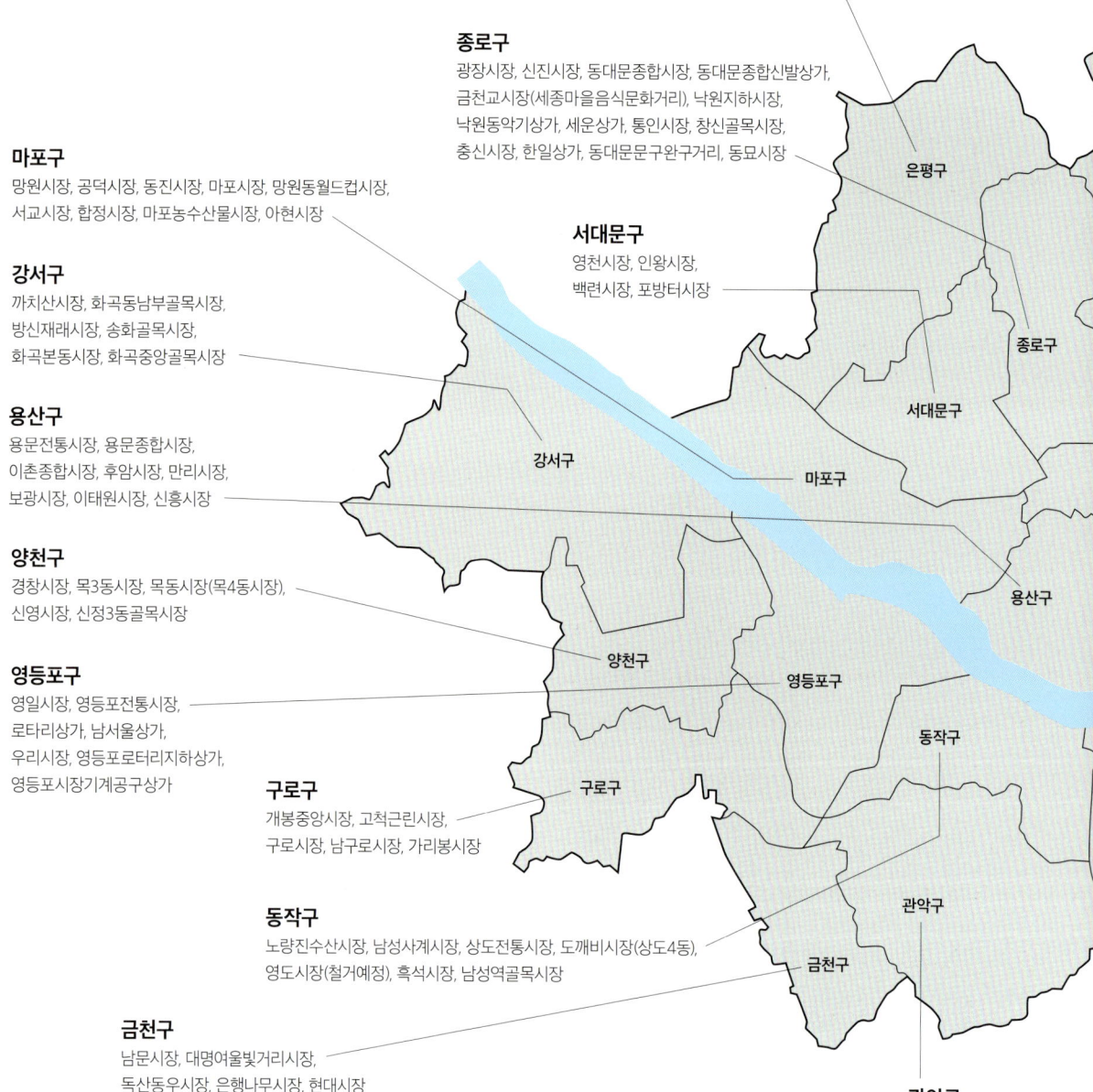

은평구
녹번시장, 연서시장, 갈현시장, 역촌중앙시장, 증산종합시장, 대림시장, 양지시장, 제일시장, 대조시장, 신응암시장, 대림골목시장

종로구
광장시장, 신진시장, 동대문종합시장, 동대문종합신발상가, 금천교시장(세종마을음식문화거리), 낙원지하시장, 낙원동악기상가, 세운상가, 통인시장, 창신골목시장, 충신시장, 한일상가, 동대문문구완구거리, 동묘시장

마포구
망원시장, 공덕시장, 동진시장, 마포시장, 망원동월드컵시장, 서교시장, 합정시장, 마포농수산물시장, 아현시장

서대문구
영천시장, 인왕시장, 백련시장, 포방터시장

강서구
까치산시장, 화곡동남부골목시장, 방신재래시장, 송화골목시장, 화곡본동시장, 화곡중앙골목시장

용산구
용문전통시장, 용문종합시장, 이촌종합시장, 후암시장, 만리시장, 보광시장, 이태원시장, 신흥시장

양천구
경창시장, 목3동시장, 목동시장(목4동시장), 신영시장, 신정3동골목시장

영등포구
영일시장, 영등포전통시장, 로타리상가, 남서울상가, 우리시장, 영등포로터리지하상가, 영등포시장기계공구상가

구로구
개봉중앙시장, 고척근린시장, 구로시장, 남구로시장, 가리봉시장

동작구
노량진수산시장, 남성사계시장, 상도전통시장, 도깨비시장(상도4동), 영도시장(철거예정), 흑석시장, 남성역골목시장

금천구
남문시장, 대명여울빛거리시장, 독산동우시장, 은행나무시장, 현대시장

관악구
봉일시장, 봉천현대시장, 봉천제일종합시장, 봉천중앙시장, 신림종합시장, 신신림시장, 신림중앙시장, 우림시장, 관악종합시장, 신원시장, 관악신사시장, 조원동펭귄시장, 인헌시장, 삼성동시장, 낙성대시장, 중부시장, 미성동도깨비시장, 강남골목시장

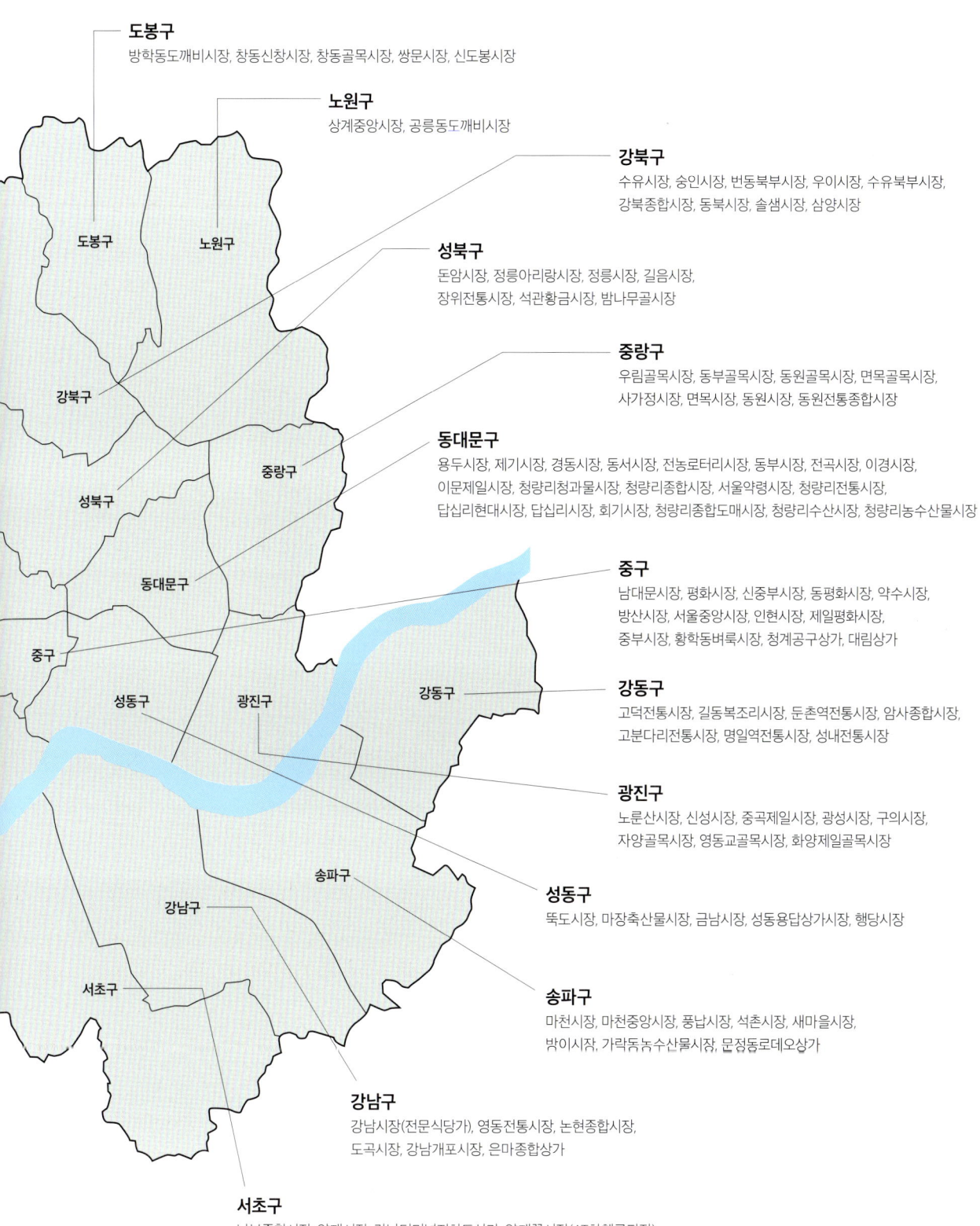

ⓘ 남대문시장

"고양이 뿔 빼고 다 있다"는 국내 최대 종합시장

서울을 넘어 한국을 대표하는 우리나라 최고, 최대의 전통시장이다. 조선 중기부터 저잣거리로 자리를 잡은 남대문시장은 600년이란 오랜 역사만큼 규모도 대단하고 취급품도 다양하다. 아동복 상가는 전국 아동복 시장의 80%를 차지할 만큼 규모가 크며 그 외에도 의류, 액세서리, 농수산물, 주방용품, 공예품, 수입품, 꽃, 귀금속 등 없는 게 없다. 특히 한 종류의 상품을 다루는 전문상가들이 눈에 띈다. 시계상점들로 이뤄진 시계골목, 문구점으로 채워진 문구골목을 비롯해 안경 및 카메라골목, 그릇 및 수입품 상가 골목 등 많은 특화 골목이 조성돼 있다.

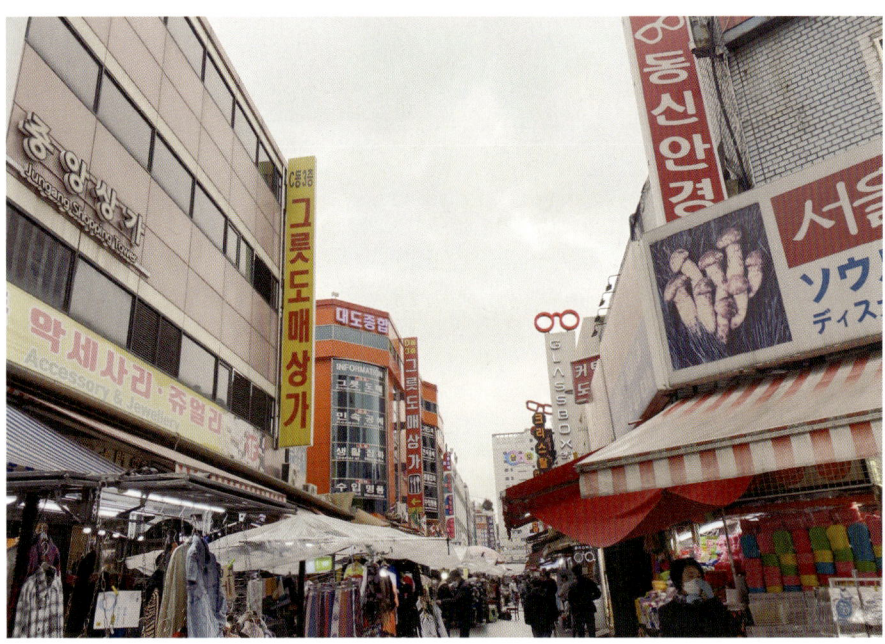

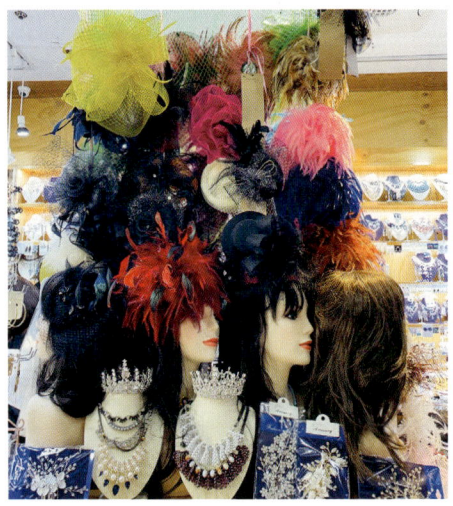

Tip

남대문시장은 무턱대고 들어서면 어디에 무엇이 있는지 헷갈리기 쉽다. 또 남대문시장은 도매와 소매를 겸하기 때문에 소매를 전문으로 하는 매장을 알고 가야 소요 시간과 노력을 아낄 수 있다. 남대문시장 인터넷 홈페이지(namdaemunmarket.co.kr)에 가면 필요한 정보를 얻을 수 있다. 이곳에서는 남대문시장에서 열리는 각종 행사도 친절하게 안내한다.

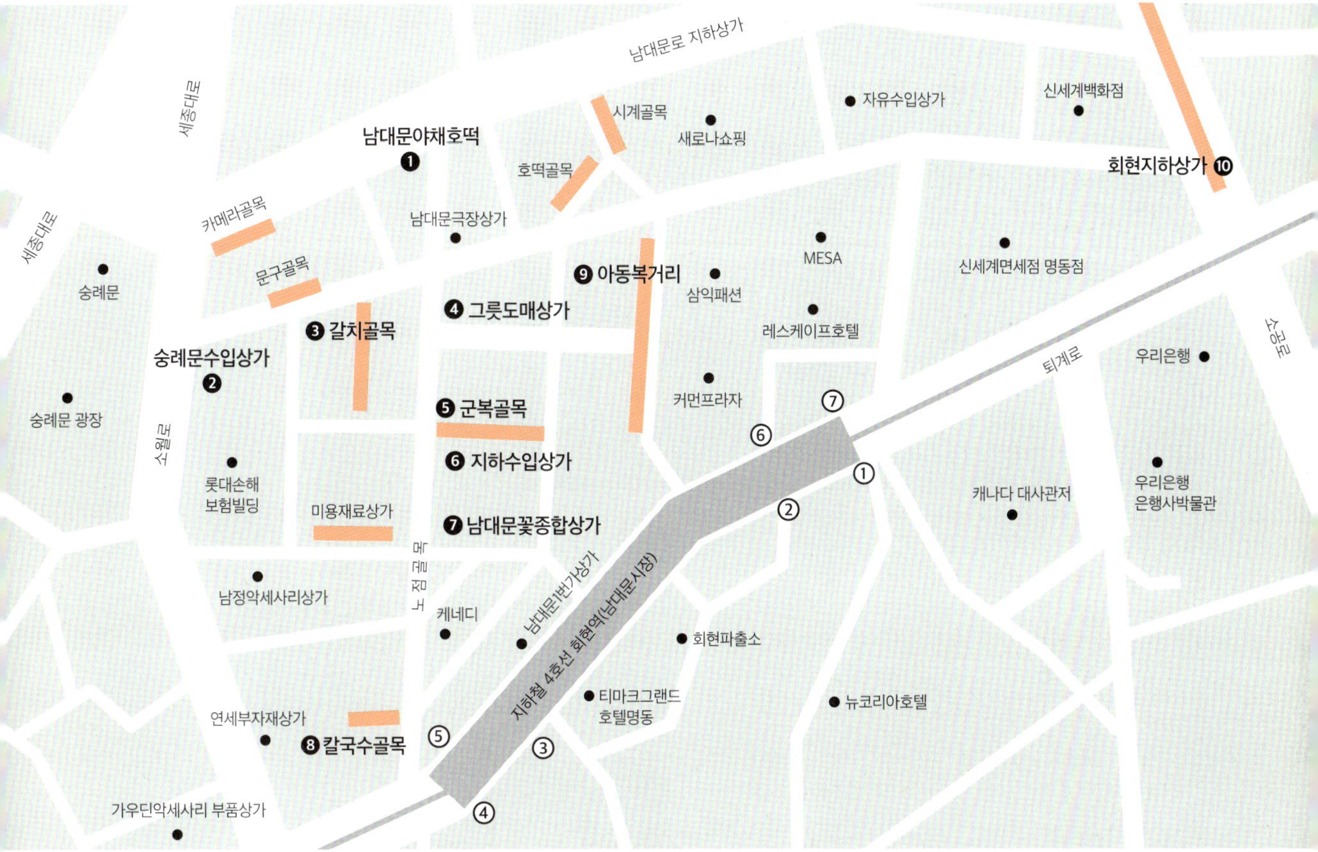

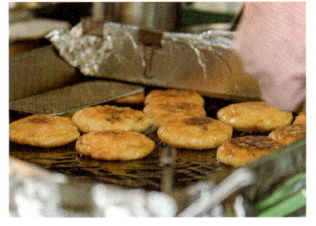

❶ 남대문야채호떡

늘 줄이 길게 늘어서는, 남대문시장에서 가장 유명한 호떡집이다. 꿀호떡과 야채호떡, 팥호떡 세 종류를 판매하지만, 대표 메뉴는 야채호떡이다. 김말이에서 착안했다는 야채호떡엔 당면과 양파, 부추, 당근이 들어가 있어 잡채호떡에 가까운 맛이다. 기름에 튀기듯 구워낸 후 비법 간장소스를 발라주는데 간장에는 사과, 대추, 파프리카, 청양고추, 타이고추가 들어간다. 재료 소진 시 마감되기에 이른 시간에 방문하는 것을 추천한다.

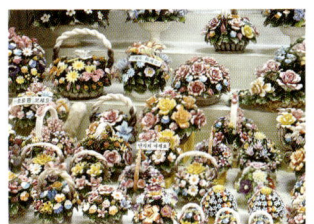

❷ 숭례문수입상가

수입품을 전문으로 파는 상가이다. 우리나라에 유통되는 모든 종류의 수입품이 총 망라돼있다 해도 과언이 아니다. 소형가전 제품을 비롯해 수입 과자, 그릇, 치약, 양산, 액세서리까지 각종 수입품이 산을 이뤄 구경만으로도 충분히 흥미롭다. 가격 또한 시중보다 저렴해 알뜰족들의 발길이 끊이지 않는다. 이곳엔 수입 양산을 전문으로 수선해 주는 곳도 있다.

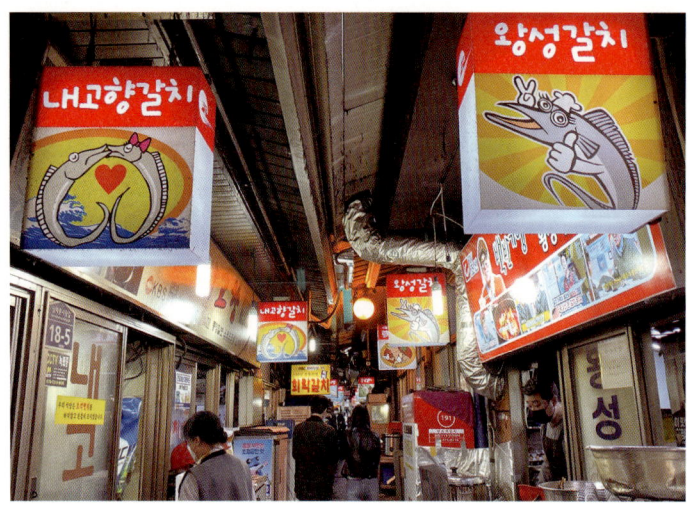

❸ 갈치골목
1988년 서울올림픽 때부터 시작된 갈치 음식점들이 인기를 끌며 지금의 갈치조림 특화 골목이 됐다. 갈치골목에 들어서면 진풍경이 펼쳐진다. 골목 가득 높이 쌓인 갈치조림 냄비와 화구 위에서 먹음직스럽게 부글부글 끓고 있는 수십 개의 갈치조림, 여기에 칼칼하고 달달한 냄새까지… 허기진 사람들의 발길을 야무지게 붙든다. 점심시간만 되면 북새통을 이루니 살짝 시간을 피해 가는 것이 좋다.

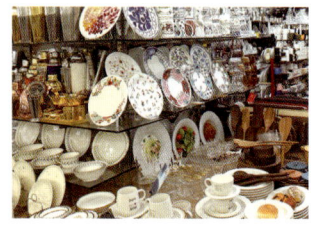

❹ 그릇도매상가
국내외 그릇은 물론 해외 유명 브랜드의 식기와 와인잔, 주방용 칼과 자잘한 집기류까지 주방에 필요한 모든 것들이 판매되는 곳이다. 무엇보다 품질 좋은 상품을 누구나 도매가격으로 살 수 있어 찾는 이들의 발길이 끊이지 않는다.

❺ 군복골목
한때 '일개 사단 병력을 완전 군장시킬 수 있다'라는 우스갯소리가 있을 정도로 호황을 누렸던 곳이다. 현재는 20여 개의 점포만이 골목을 지키고 있다. 하지만 일명 '스즈끼'라고 부르는 위아래 붙은 작업복을 비롯해 망원경, 군화, 카고바지, 침낭, 항공 점퍼, 모자, 장갑, 양말 등 군용 제품들은 없는 게 없다.

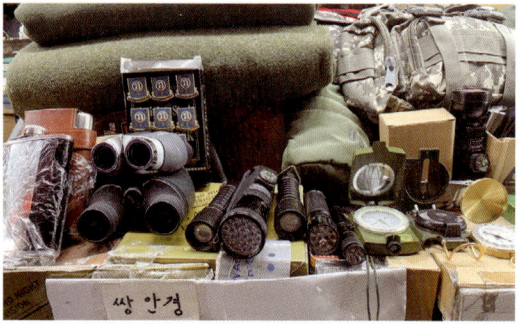

❻ 지하수입상가
이상하고 신기한 물건을 취급해 일명 '도깨비시장'이라 불렸던 곳이다. 한국전쟁 후엔 외국에서 밀수한 제품과 미군 PX에서 흘러나온 물건을 몰래 팔았다 한다. 지금은 정식 수입 절차를 받은 물건들로 지구촌 전 지역의 물건을 판매한다. 미로처럼 이어진 통로에는 한두 평 남짓한 가게들이 오밀조밀 모여 있는데, 약 100여 개 국가의 물품이 진열되어 있어 보는 것 자체만으로도 즐겁다.

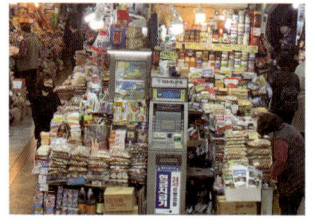

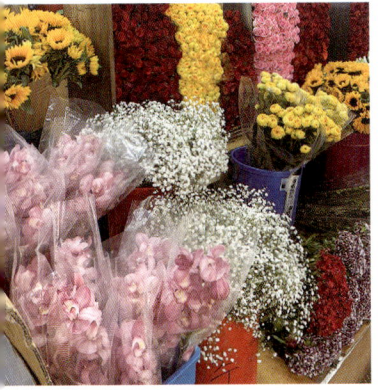

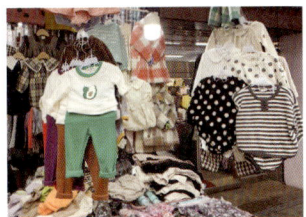

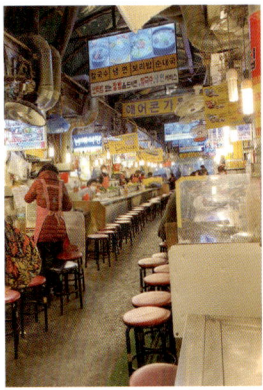

❼ 남대문꽃종합상가

1960년대에 만들어진 이곳은 서울 시내 꽃시장 중 역사가 가장 오래된 곳이다. 상가에 들어서면 통로 바닥보다 조금 높은 곳에 수십 종의 꽃을 종류별로 진열해 놓았다. 무엇보다 일반 꽃집보다 아주 저렴한 가격에 싱싱하고 다양한 꽃을 살 수 있어 좋다. 도매이기에 구매한 가게에서 포장이 되진 않지만, 포장을 원할 경우 포장 전문 가게를 찾아가면 된다.

❽ 칼국수골목

총 9개의 식당이 옹기종기 모인 이 골목은 남대문시장에서 가장 인심이 좋은 곳이다. 어떤 메뉴를 주문하든 보리밥과 칼국수, 냉면이 세트로 나온다. 심지어 가격 또한 저렴해 가성비 끝판왕 골목으로 불리기도 한다. 게다가 1인분의 양 또한 너무 푸짐하다. 돈보다 사람을 남기는 장사 풍경이 바로 이곳에 있다.

❾ 아동복거리

국내 최대 아동복 상가가 밀집한 거리이다. 부르뎅, 포키, 크레용, 원아동복 등 다양한 아동복 브랜드가 넘쳐난다. 아동복 외에도 신생아 준비물부터 머리핀, 모자, 신발, 양말, 속옷까지 아동용품을 총망라한다. 주간에는 소매, 야간에는 도매 영업을 한다.

❿ 회현지하상가

수집 마니아들의 천국이라 불리는 곳이다. 지상에 있는 한국은행과 서울중앙우체국의 영향으로 우표 및 기념 화폐 상점이 생겨났고, 그 후 레코드 가게, 골동품 가게 등이 몰려들면서 지금의 지하상가가 형성됐다. 200여 개 점포가 몰려 있는 이곳에선 지금은 구경하기 어려운 LP 레코드판을 비롯해 우표나 주화, 옛날 화폐, 오래된 카메라나 축음기 등을 구매할 수 있다.

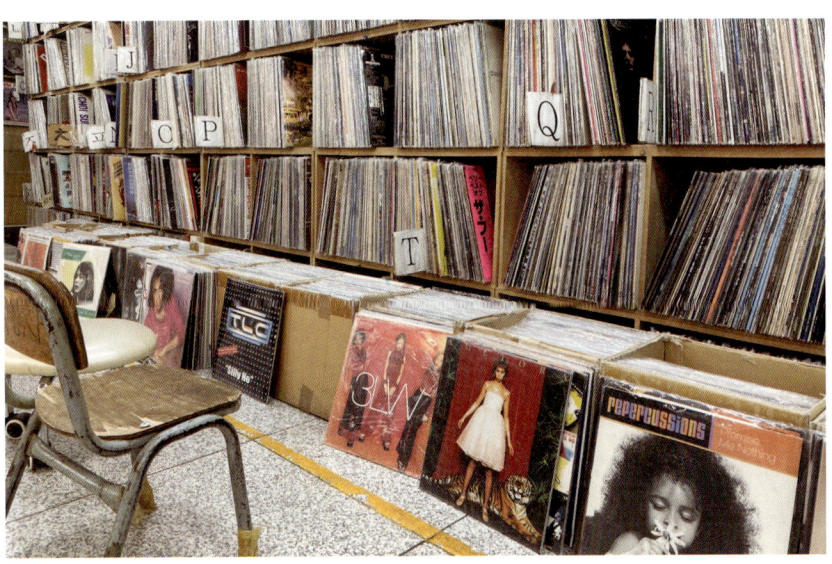

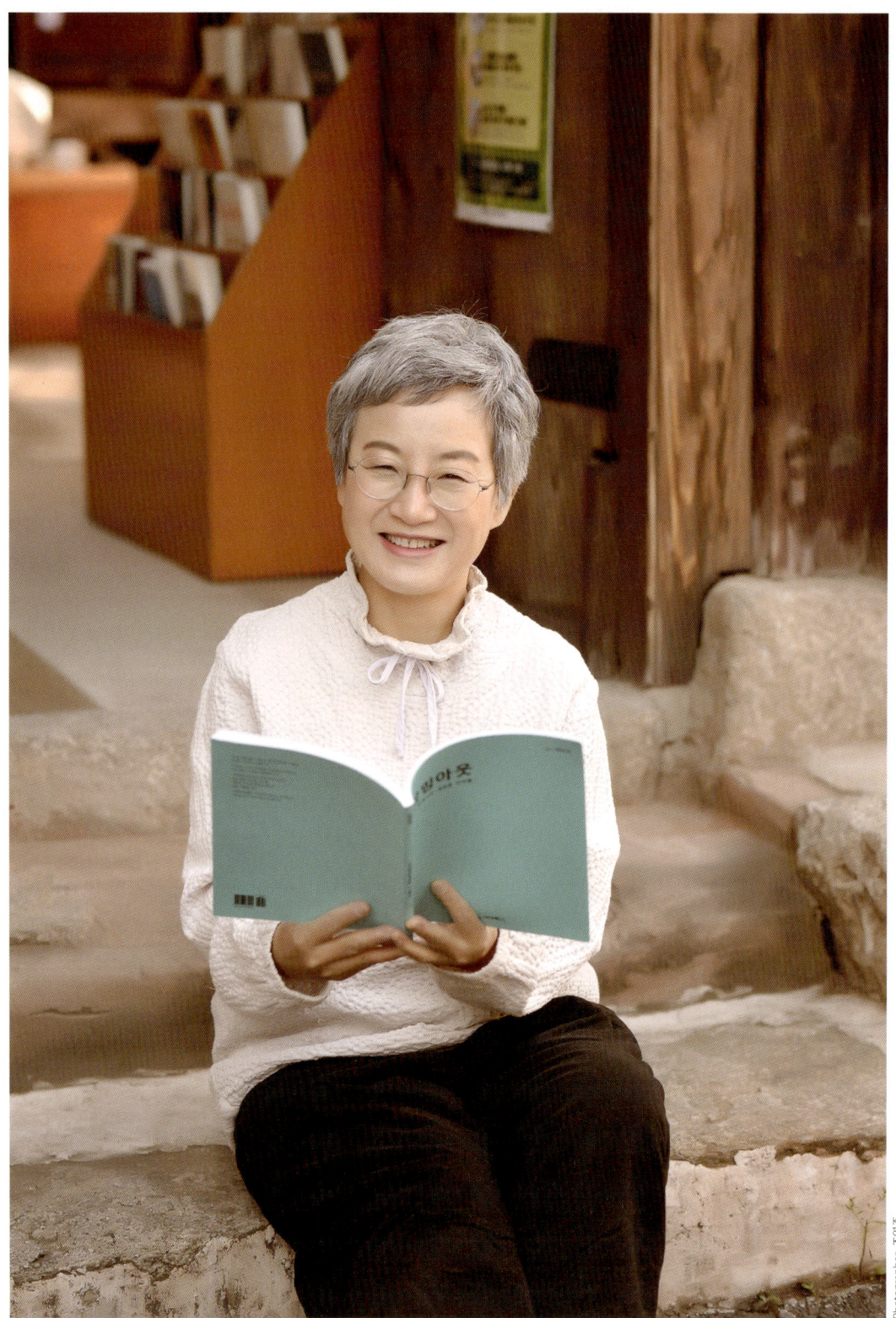

그의 과거

진 단 명 : 난소암 3기
수술 일자 : 2017년 6월 2일
　　　　　 2017년 11월 14일
　　　　　 (장루 복원)
　　　　　 2019년 11월 14일
　　　　　 (장폐색)
치료 과정 : 세 번의 수술
　　　　　　6차 항암치료
　　　　　　방사선 8회

그의 현재

난소암 복강 내 전이로 직장을 1cm 정도 남기고 절제하였음. 수술과 방사선치료의 부작용으로 5번이나 장폐색으로 입원하여 수술까지 진행. 방광 기능까지 약화되어 일상생활이 불편한 상태임. 그러나 많은 사람의 응원에 힘입어 암으로 인해 바뀐 삶을 적극적으로 받아들이기 위해 노력하는 중.

치유 공동체를 꿈꾸는 아미, 유 지 현

그의 미래

나의 암 경험을 살려 암 경험자와 가족들에게 필요한 정보를 제공할 수 있는, 영국의 매기센터 같은 공간을 한국에 만들고 싶어 함. 그렇게 암과 함께 제2의 인생을 살아갈 예정.

시
장

시장 사전적 뜻 : 재화, 서비스(용역)가 거래되어 가격이 결정되는 장소 또는 기구.

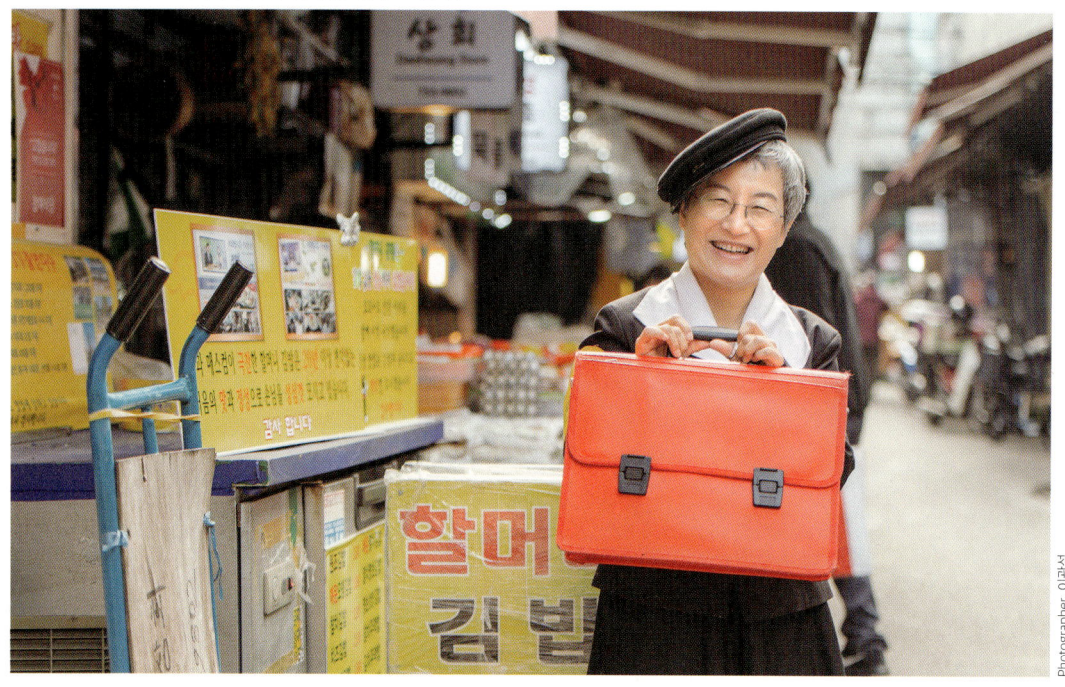

기분 좋은 에너지가 내 몸을 두드리며 살아있다는 것을 느낄 수 있는 장소.
어린 시절의 추억.

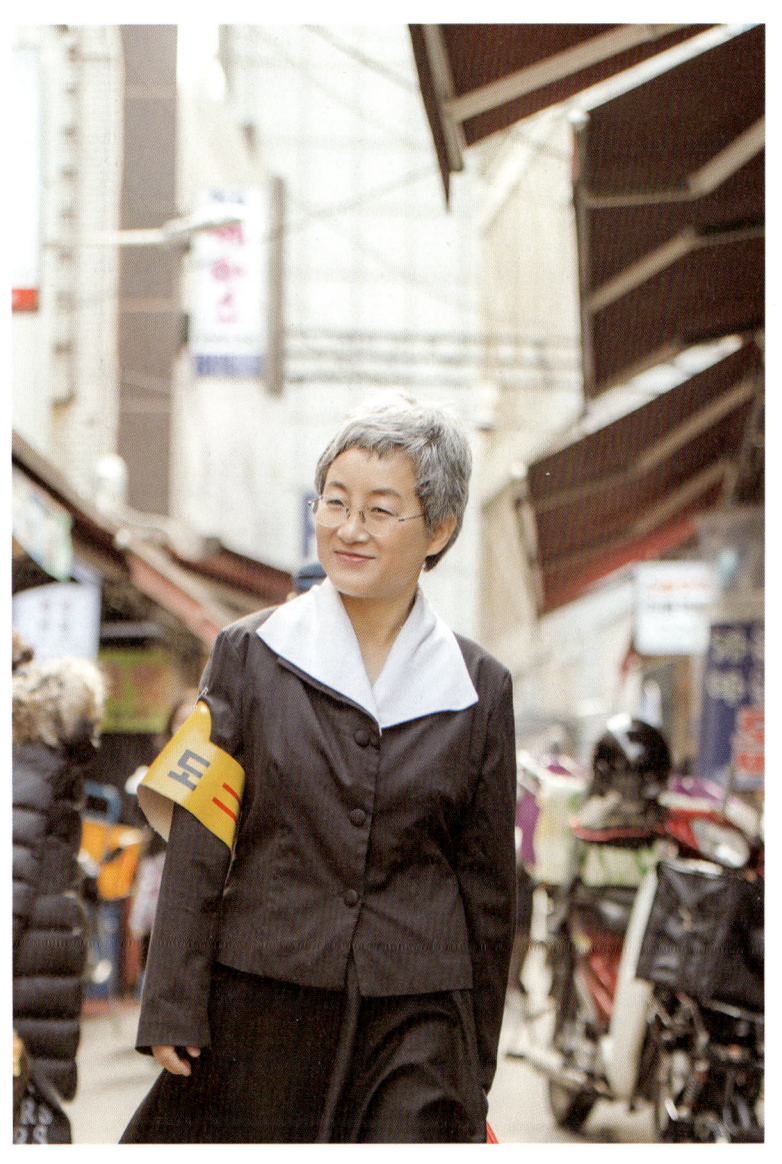

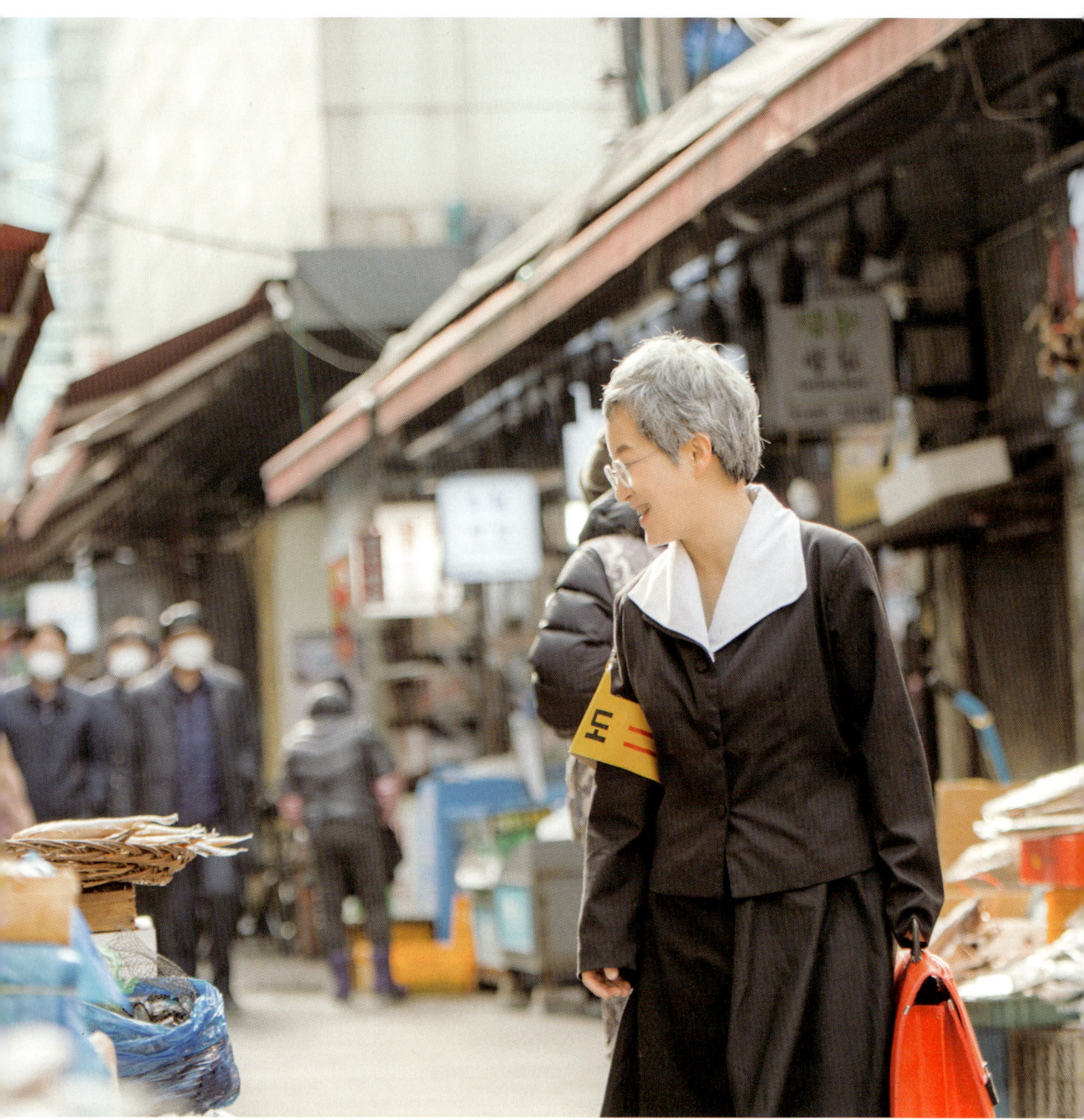

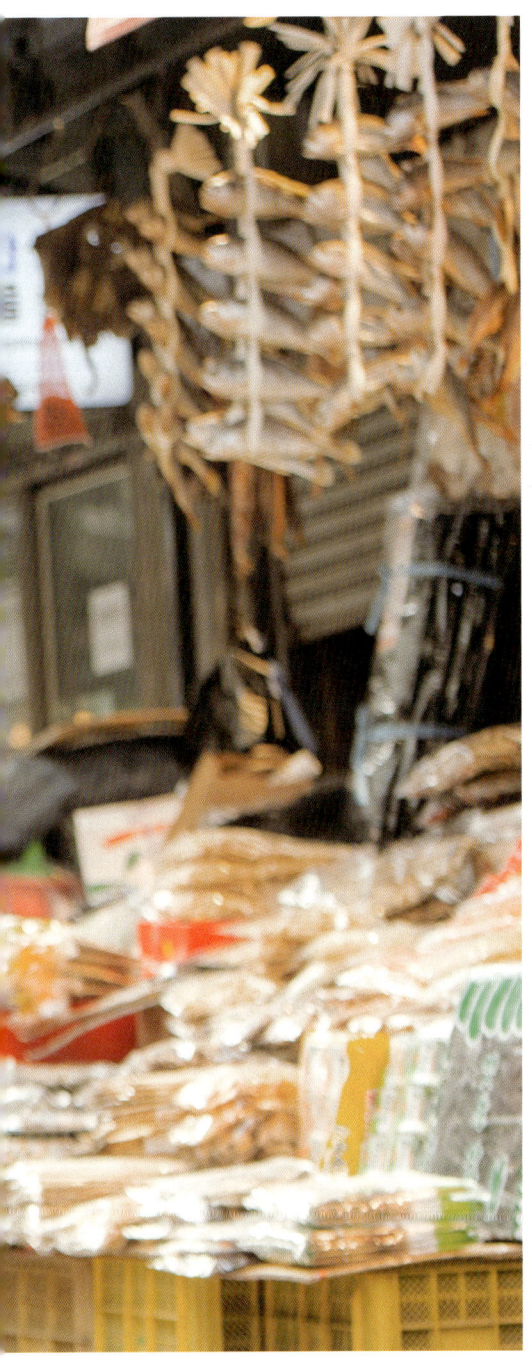

골목 하나만 지나면 포항 죽도시장으로 이어지는 동네에서
전세 기한 따라 앞집, 옆집, 때론 뒷집으로 옮겨 다니며 12년을
살았다. 그 시절, 엄마는 빠듯한 살림에 보탬이 되고자
늘 뭔가를 하셨다. 허나 과일을 떼다 파는 좌판 장사는 원금을
날리기까지 얼마 걸리지 않았고, 골목골목을 다니며 상인들에게
점심을 제공했던 국수 장사는 너무 싸게 팔아 금방 접고 말았다.
이후에 꽤 오랫동안 혼수 이불 만드는 일을 하셨고,
엄마의 부업 덕에 우린 시장통을 떠나지 못하고 살았다.

그 시절, 난 공부를 하다 지칠 때면 슬그머니 대문을 나서
시장으로 향했다. 골목길을 지나면 훅 달려드는 시장의
북적거림이 좋았고, 생생한 기운이 솟아나는 시장을 한 바퀴
돌고 오면 기분 좋은 에너지가 내 몸에 배이는 듯 했기 때문이다.
'저렇게 열심히들 사는 데 나도 힘을 내야지…' 홀로 속말을
하기도 했다.

암 투병 중 어지간히 기운을 차린 어느 날, 그 시장을 혼자
찾아갔다. 꼭 30년 만이었다. 하지만 이쯤이겠지 짐작하고
들어선 골목은 내 기억과는 전혀 다른 모습이었고, 죽도시장
또한 전혀 낯선 풍경이었다. 하기야 30년 세월이 지났으니
바뀌는 건 당연하겠지… 그러나, 그 시절의 북적거림과 활기는
여전했고, 오랜만에 기분 좋은 에너지가 내 몸을 두드렸다.

대형 할인점을 주로 찾게 되는 요즈음 그 옛날 시장의
북적거림과 활기가 그립다. 아니 어쩌면 꿈 많고 건강하던
그 시절의 내가 그리운 것인지도 모르겠다.

매기센터

매기센터 사전적 뜻 : 암 환우인 매기(Maggie Keswick Jenck) 여사가 설립한 암 환자들의 커뮤니티 센터다. 암으로 인해 육체적 고통 외에도 현실적인 어려움을 겪는 환자들과 보호자들에게 암에 대한 실용적인 정보와 정신적·사회적인 지원을 제공하고 있다. 1996년 스코틀랜드 에든버러에 첫 번째 매기센터가 문을 연 이후 지금까지 영국과 유럽, 홍콩 등 20여 곳에 센터를 설립해 암 환우들의 자활을 돕고 있다.

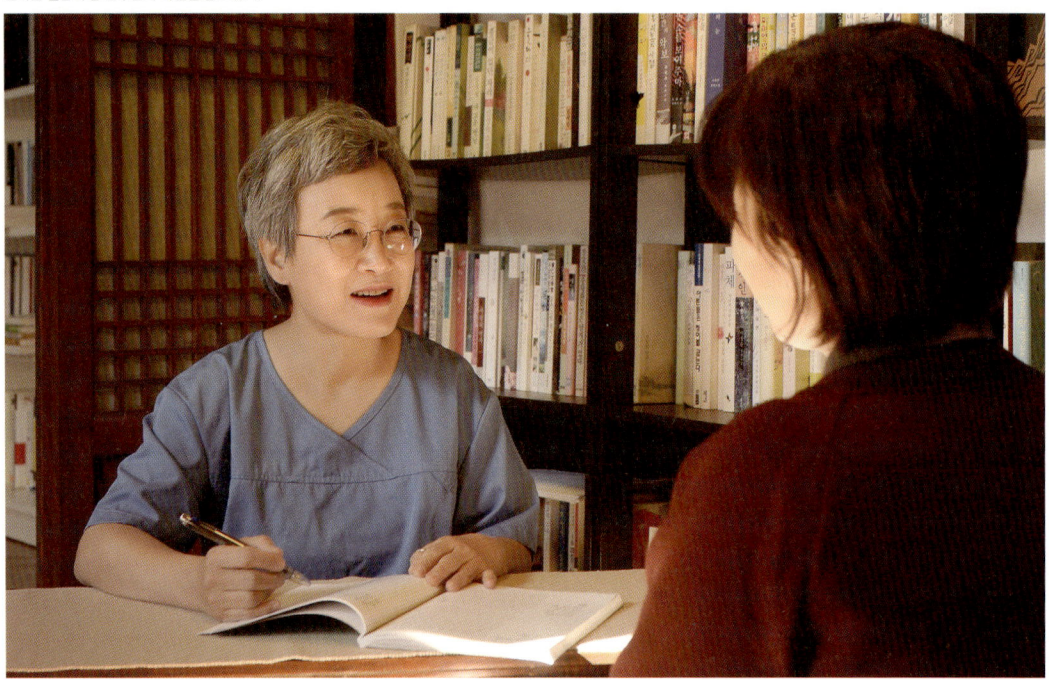

Photographer 조영주

나의 미래, 소망.

'간호사인 나도 이렇게 답답한데 병원을 잘 모르는 일반인들은 얼마나 힘들까?'
병원에 입원할 때마다 느낀 감정이다. 궁금해서 묻고 싶은 것도 많고, 누군가 붙잡고 하소연도 하고 싶은데 바쁜 의료진들을 한없이 붙잡고 있기는 불가능하다. 이때 '매기센터'의 존재를 알게 됐다. 매기센터는 유방암 환자인 영국의 '매기' 여사가 자신이 병원에서 겪었던 답답함을 해소하기 위해 건축학자인 남편과 함께 만든 암 치유 공간이다. 얼마 전 운 좋게도 도쿄 매기센터 견학의 기회가 주어졌다.

'병원이 보이지 않게 나무나 울타리로 가릴 것, 주변에 강이나 바다를 끼고 있을 것, 환자들에게 안정감을 주기 위해서 건물이 곡선으로 되어 있을 것, 환자들이 스스로 간식거리를 먹을 수 있도록 부엌 시스템이 되어 있을 것, 상담 후 혼자 있을 수 있는 공간이 마련되어 있을 것…'

매기센터가 요구하는 건물에 대한 기본 시스템이다. 또한, 의학적인 치료 외에 암 환자의 모든 어려움을 상담해야 하므로 간호사, 사회복지사의 상근은 기본이다. 특히, 도쿄의 매기센터는 유방암을 앓은 연예인과 언니를 암으로 잃은 후 암 환자를 주로 상담해오던 간호사가 합심하여 만든 공간이었다.

'나는 암 환자이면서 간호사이니 뭔가를 해볼 수 있지 않을까?'
내 안의 내가 들썩이고, 주변에서도 용기를 준다.
'한국의 매기센터를 만들어서 내가 병원에서 느꼈던 어려운 과정을 해소할 수 있다면?
암 환자들의 고민을 들어주고 도움을 줄 수 있다면?'
나는 요즘 매일 매일 한국의 매기센터를 꿈꾸고 있다.

혁
명

혁명 사전적 뜻 : 목숨을 걸어서 변화를 꾀한다. 이전의 관습이나 제도, 방식 따위를 벗어나 새로운 방법으로 시도하는 것.

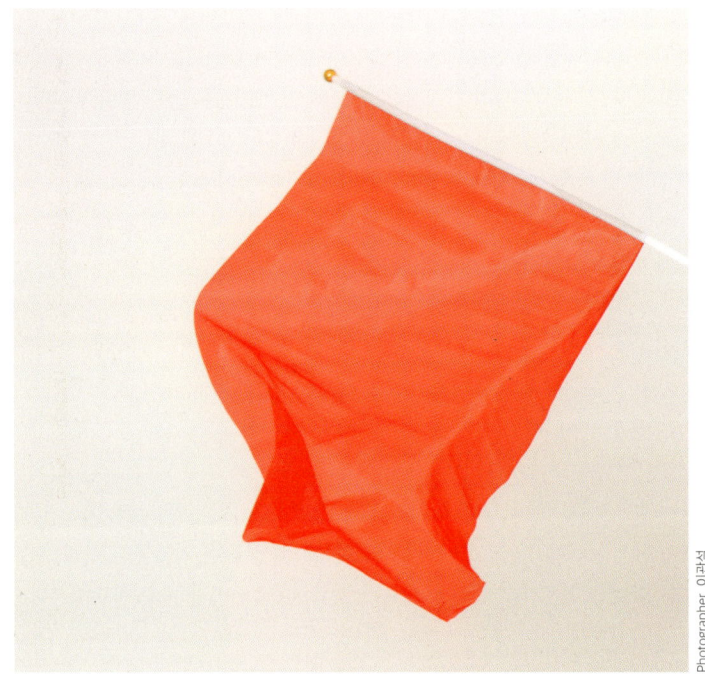

Photographer 이관석

목숨 걸고 '나' 바꾸기.

180도 바뀌어야 산다.
무엇을 바꿀 것인가?

식습관
생활습관
수면습관
마음습관
......

집착하지 않기
파고들지 않기
대인관계와 대화습관 바꾸기
아이들과 애착 관계 해지하기
기준 낮추기
......

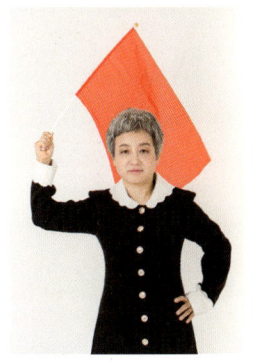

좀 괜찮아지니
다시 올라오는 못된 버릇들
......

혁명적으로 바꾸지 않으면 안 된다.

버킷리스트

버킷리스트 사전적 뜻 : 죽기 전에 꼭 해야 할 일이나 하고 싶은 일들을 적은 목록.

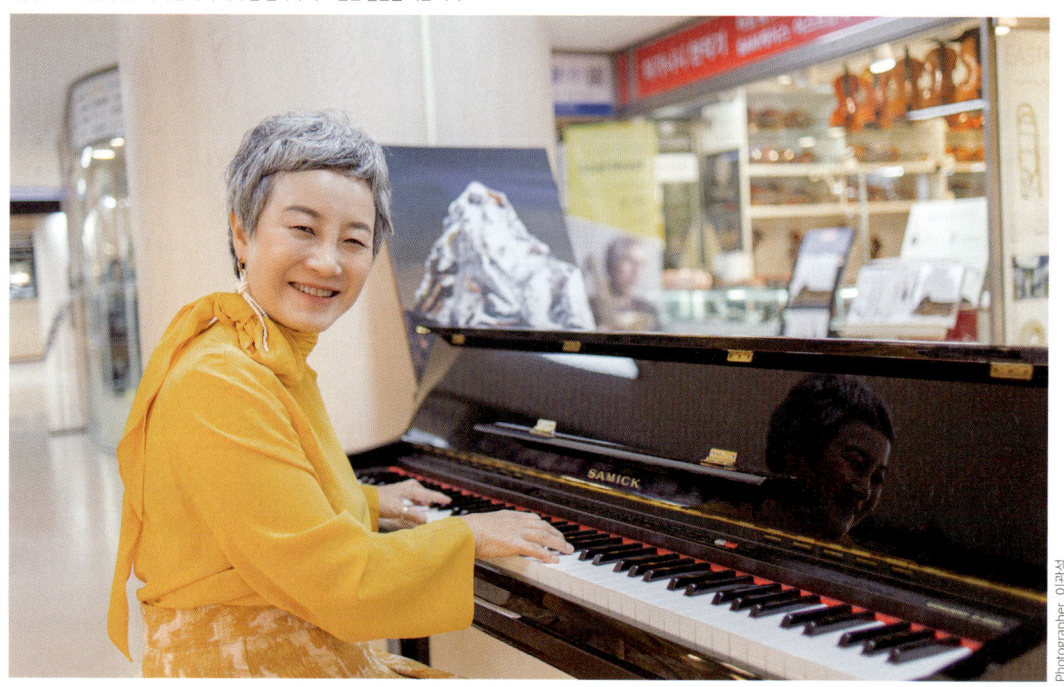

Photographer 이권석

선명하게 다가온 나의 소원들
LTE급으로 실행하고 싶은 목록.

2017년 5월 18일

나를 돌아보는 일, 미래를 준비하는 일,
내일 죽을 것처럼 오늘을 사는 일,
소중함을 느끼면서 겸손해야 함을 잊고 살았네…
그래서 죽음이 갑자기 내 앞에 섰네.
이제라도 할 수 있는 것들을 찾아야…
하루하루를 세어야 할 만큼만 남아 있음을
아쉬워하지도 말고, 원망도 말고,
분노는 더더욱 말고, 숨 남아 있음을 감사하며
주변을, 가족을, 나 자신을 소중하게.
양이 아니라 질이라는 평소의 지론대로
질로… 오늘도 후회 없이…

(2017년 5월, 처음으로 암이라는, 그것도 수술할 수도 없다는 소리를 듣고 적은 글)

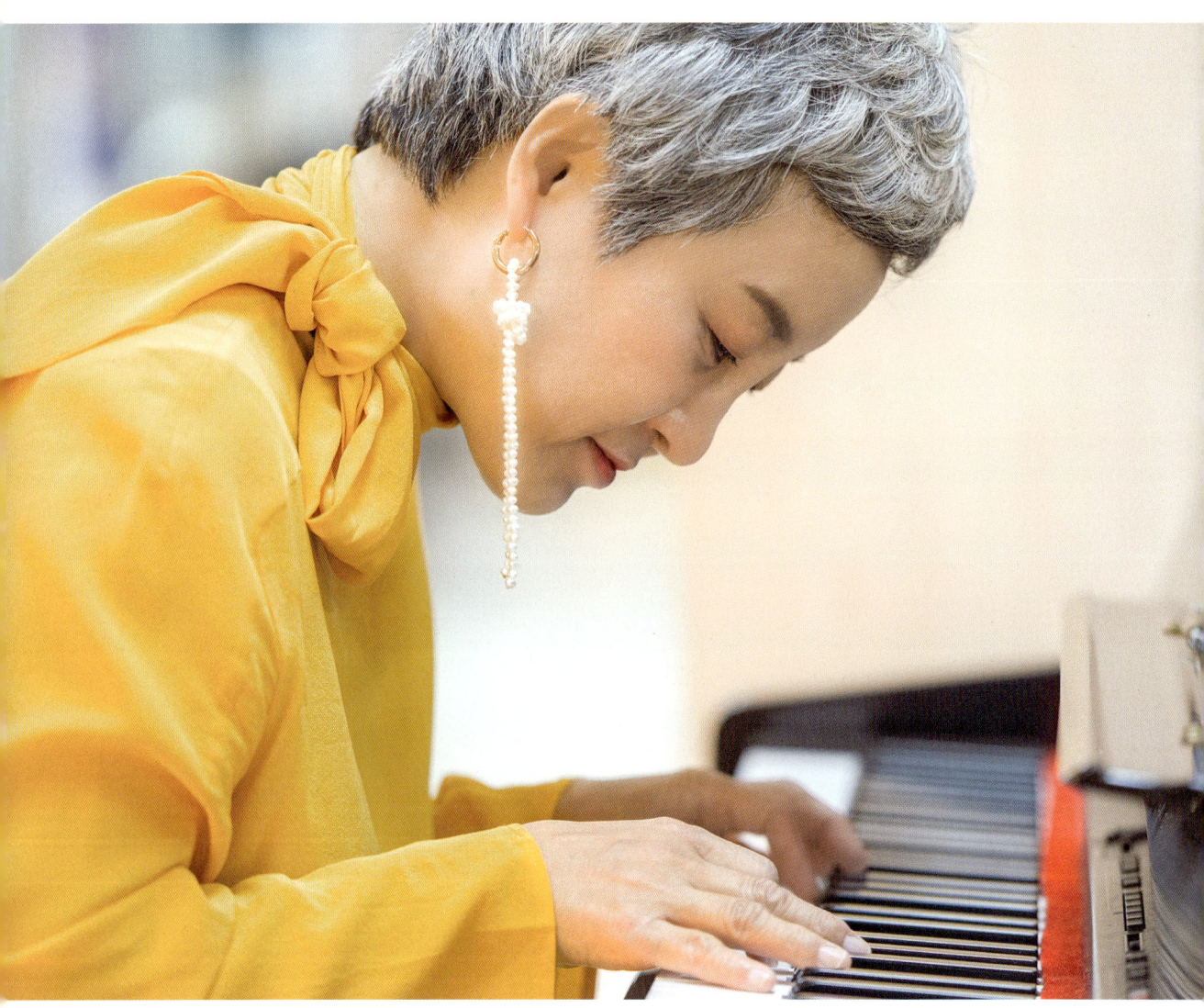

그리고 1년 후, 암 진단 1주년 맞이 나의 소원들.

팝송 한 곡 가사 안 보고 부르기
댄스 한 곡 숙달하기
전시회 한 번 열기
무엇이든 창작해보기 - 캘리그라피, 그림?
서울 둘레길 걷기
제천 자드락길 걷기
제주 올레길 걷기
100대 명산 도전하기
규슈 올레길 가보기
산티아고 순례길 가보기
오카리나 또는 피아노로 멋진 연주하기
국내에 안 가본 곳 찾아 여행하기
갈 수 있는 곳 있으면 어디든 해외 여행하기

수술 1주년을 맞는 날, 대폭 수정된 '나의 소원들'이다. '버킷리스트'라고 부르기에는 죽음이 너무 현실로 다가와서 '소원'이라는 단어로 바꿨다. 이후로는 아직 수정하지 않은 채, 하나하나 소원들을 이루어 가고 있다. 건강에 확신이 서는 어느 날, 다시 버킷리스트를 작성할 예정이다.

덤

덤 사전적 뜻 : 제 값어치 외에 거저로 조금 더 얹어주는 일. 또는 그런 물건.

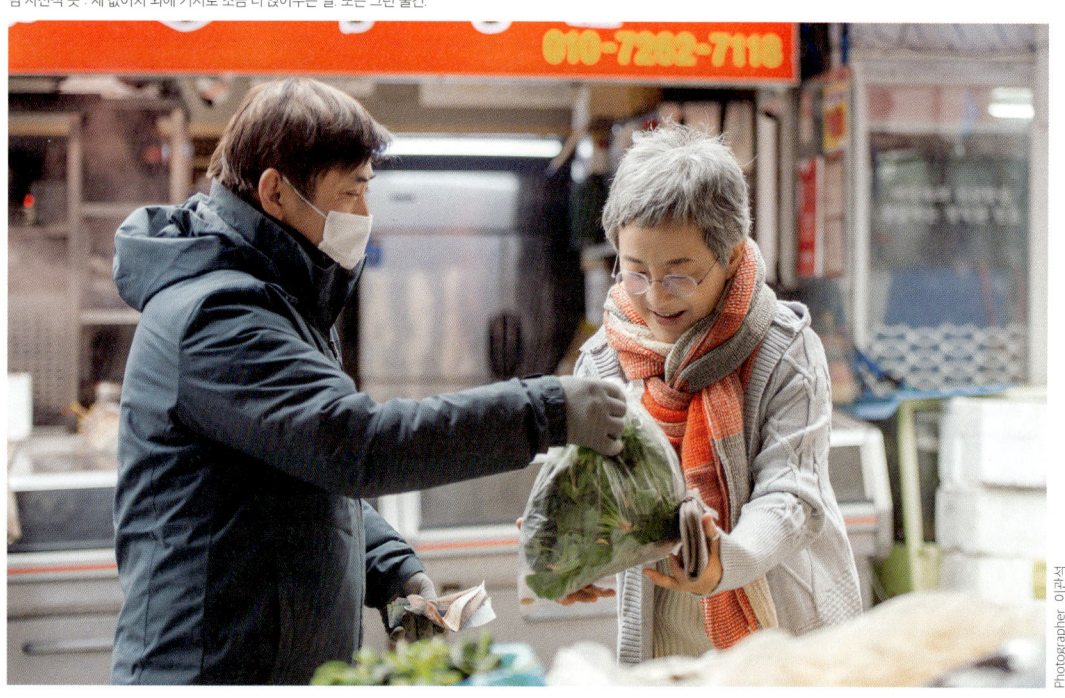

누군가가 인심 좋게 얹어주는 남은 생,
앞으로 살아갈 시간.

언제부터인가 재래시장이 불편했었다.
가격 흥정을 해야 하기 때문이었다.
달라는 대로 값을 치르고 오면 꼭 바가지를 썼다.
깎아줄 것을 생각하고 부르는 값을
곧이곧대로 듣기 때문에 남보다 더 주고 사기 일쑤였다.
어린 시절, 엄마랑 같이 시장에 가면
몇십 원을 깎기 위해 실랑이하는 모습이 못마땅했고
결국엔 덤으로 한 주먹씩 더 얹어주면
그제야 끝나는 흥정이 싫었기 때문이다.
나이 들어 좀 능글맞아지면서
나도 물건을 사며 깎아달라거나 더 달라거나 흥정을 한다.
그러면 또 인심 좋게 덤으로 뭐라도 하나 더 준다.
그게 시장 인심이고 정이라는 걸 알았다.

이제 난 내 목숨값을 주관하는 누군가에게 능글맞게 빌어본다.
아직 하고 싶은 게 많으니 내 인생의 시간을 더 달라고 말이다.
흥정은 안 통할 테니 인심 좋게 덤으로 더 얹어달라고 빌어 볼 참이다.

장례식

장례식 사전적 뜻 : 장사를 지내는 의식.

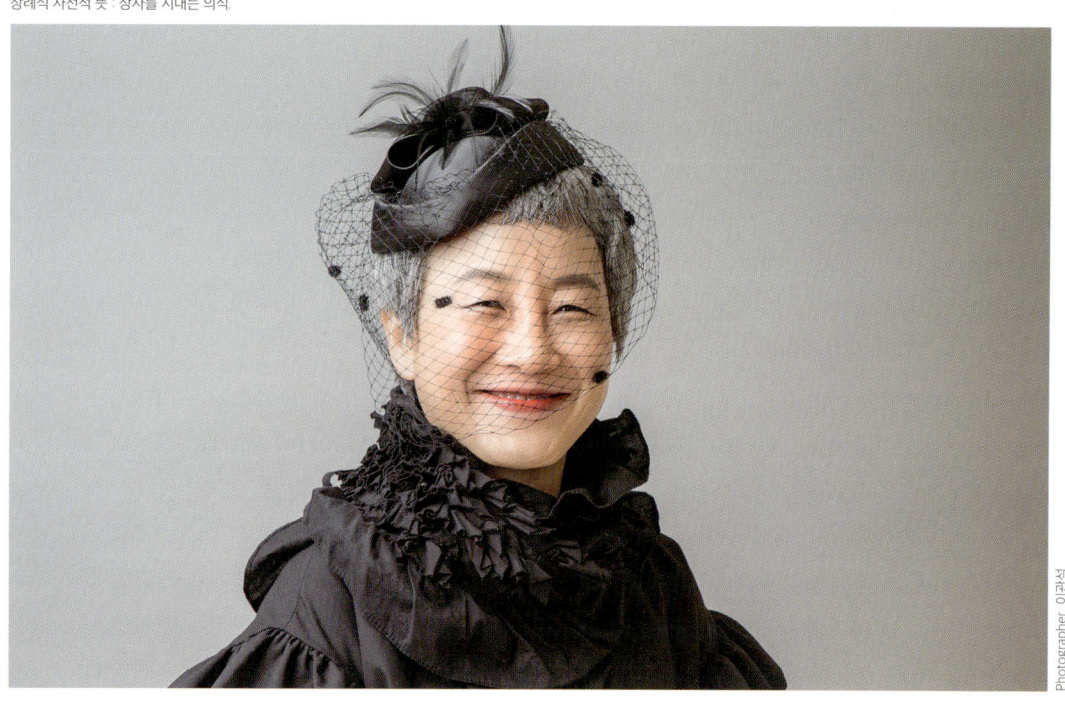

Photographer 이관석

고마웠다 인사를 전하거나
유쾌하게 나를 추억하는 시간.

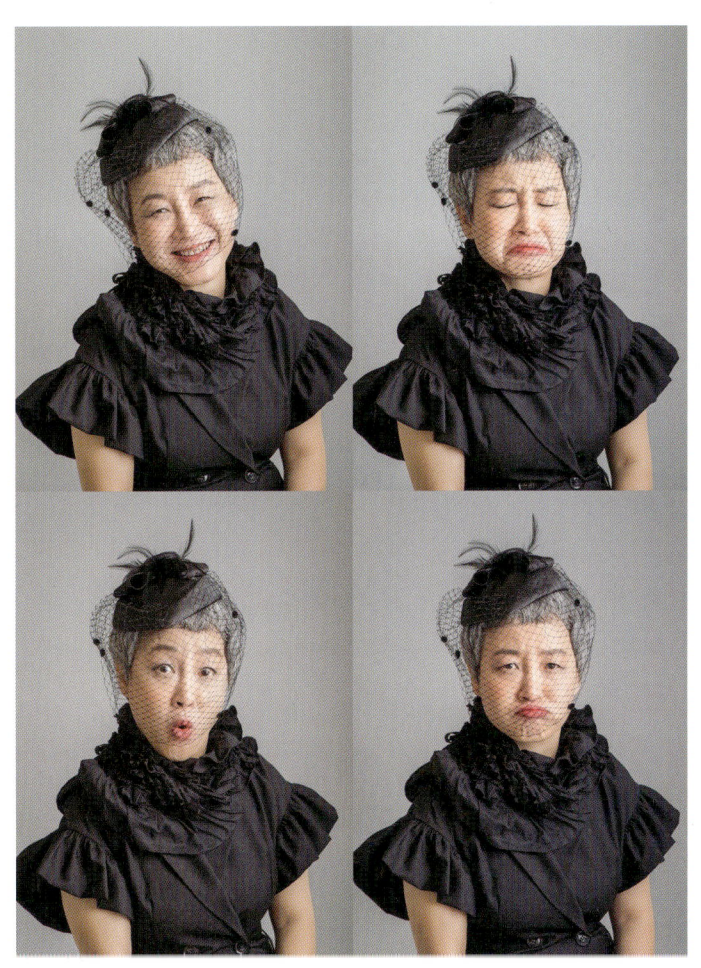

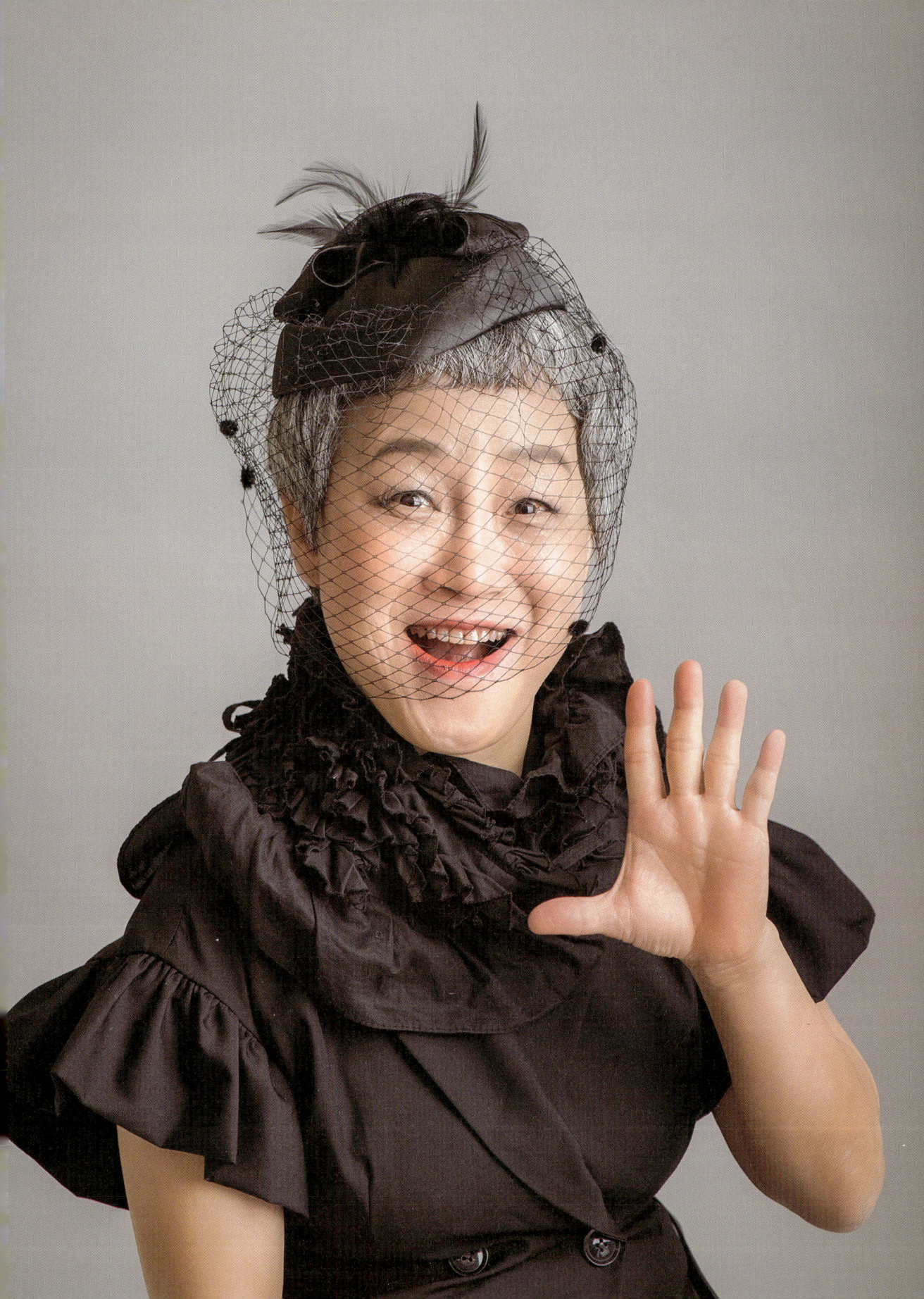

불과 며칠 전, 항암으로 밥을 잘 먹지 못한다는
말을 듣고 밑반찬을 좀 해왔노라며 병실을
다녀갔던 선배가 심장마비로 먼저 세상을 떠났단다.
장례식장에는 가지도 못했다. 놀라기도 했지만,
항암으로 몸 상태가 좋지 않은데다 아픈 사람은
장례식장에 오지 않는 거라며 사람들이 말리기도
했다. 미처 고맙다는 말도 제대로 하지 못했는데….
급작스러운 죽음이었다.

요양병원의 암 친구들과 프랑스자수로 작은 손가방을
만든 적이 있다. 몸 상태는 좋지 않았지만, 자수를 놓는
시간이 힐링의 시간이라며 빠지지 않고 함께 했던
어느 암 환우는 가방이 다 만들어지기 무섭게 세상을
떠났다. 예고된 죽음이었다.

암 진단을 받은 직후, 죽음에 대한 공포를 가슴에
품은 채 하루하루를 살아내던 시간을 지나서
다시 죽음을 잊고 지내고 있는 요즘, 급작스러운
순간에 미처 전하지 못해 아쉬워하지 않도록 매일
감사일기를 쓰고 있다. 그렇게 오늘을 잘 사는 것이
죽음을 준비하는 과정이요, 모든 하루가 죽음으로
가는 시간이라는 것을 자꾸 깜빡깜빡 잊는다.

'내가 준비한 사진을 영상으로 틀어주고 참가한
분들이 함께 유쾌하게 웃으며 나를 추억하면
좋겠습니다.' 얼마 전 어느 강좌 시간에 작성한
'나의 장례를 치러 주길 희망서'의 일부분이다.

'제 장례식에 오세요. 얼굴 보며 감사하다 인사
전하고 싶어요.' 예고되어 시간이 허락된다면
생전 장례식을 치르면서 이렇게 지인들을 초대해
미안했다고, 고마웠다고 인사를 전하고 싶다.
죽기 전에 얼굴 한 번 더 보는 게 낫지 않은가.

'이제 나의 장례식에 틀어놓을 사진을 정리해야겠다'
생각하니 괜히 마음이 분주해진다.

이제 와서… 이제라도…

이제 와서… 이제라도… 사전적 뜻 : 전엔 하지 않던 일을 이제야 하는 것에 대한 비꼬는 말투.

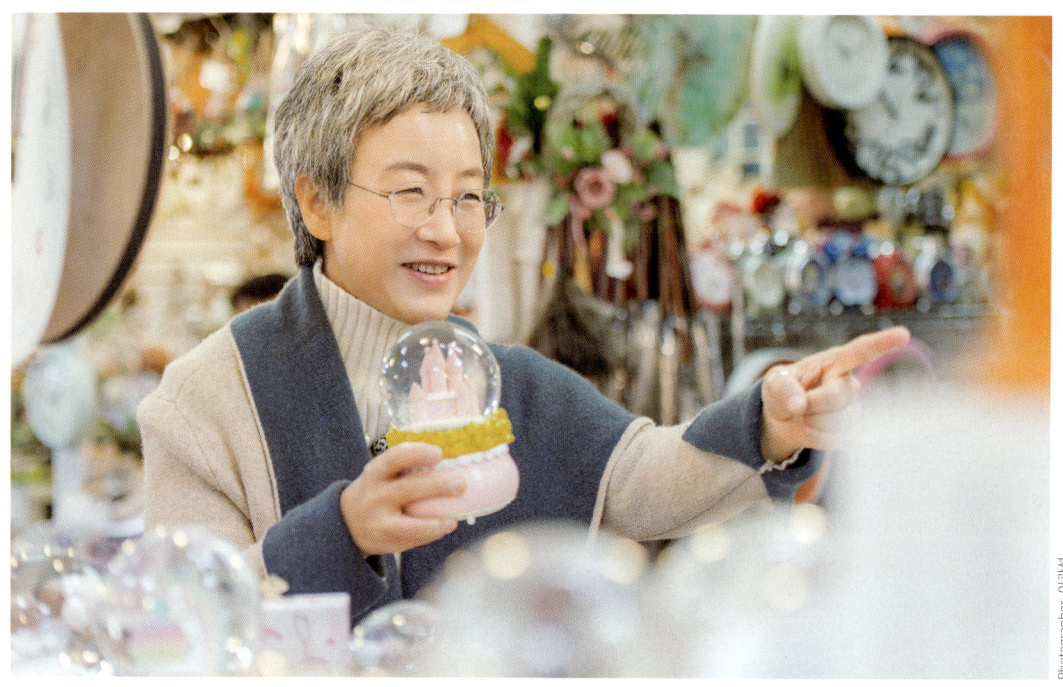

Photographer 이관석

아이들의 목소리, 나의 마음.

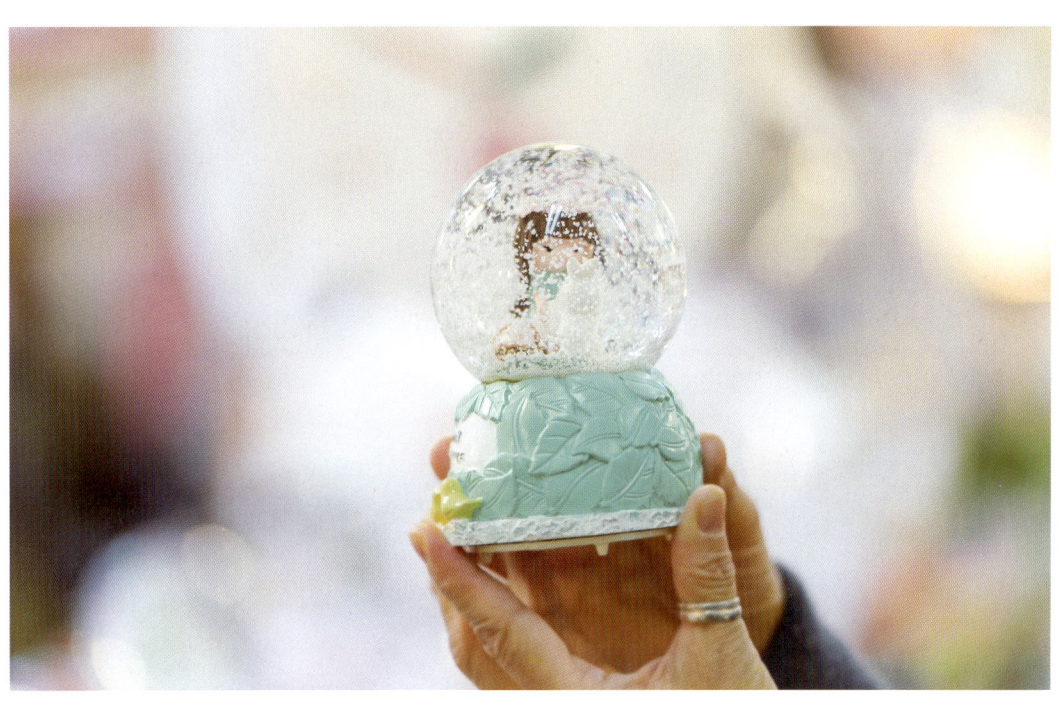

암 진단을 받고 나니 마음이 급해졌다.
그동안 바쁘다는 핑계로
아이들과 많은 시간을 보내지 못했음이
제일 아쉬웠다.
생각나는 대로 맛있는 밥을 해주고 여행도 하며
많은 시간을 같이하고 싶었다.
그러나 아이들은 이미 훌쩍 자라 멀리 있었다.
많은 문제를 혼자 고민하고 해결하는데 익숙한
딸은 '왜 일찍 안 들어오냐', '왜 같이 밥 안 먹냐'며
징징거리는 엄마를 불편해했고,
고3 아들은 아픈 엄마의 보살핌을
간섭이나 참견으로 느꼈다.
아픈 나를 알아주지 않는다며 딸에게 울며
하소연하자,
딸은 '왜? 이제 와서?'라며 되물었다.
자기에게 엄마가 필요했던 순간에 엄마도
없었다며…
받아들이기 힘들어 꽤 오랫동안 갈등을 겪었다.

표현하면 싸우게 되니 참아보기도 했는데
그러다 스트레스를 받으면 장폐색이 와 응급실에 실려
가곤 했다.
내가 아프지 않으려면 받아들이는 방법밖에 없었다.
딸과 몇 차례 진지하게 얘기를 나누고,
아이의 마음을 받아들이고, 지난 시간을 반성도 하며
일정 정도 마음 정리가 되었다고 생각했는데…
아들과의 관계에서도 같은 일이 반복되었다.
결국, 다시 병원 신세를 지고 나서야 욕심을 내려놓을
수 있었다.
핵심은 내 마음 바꾸기.
'이제 와서'라는 말 때문에 불편했던 마음을
'이제라도'라는 마음으로 바꾸고 나니
한결 편안해졌다.
작은 일 하나도 정성을 다하게 되었고
처음 해보는 여러 시도도 즐겁게 할 수 있었다.
그래, 이제라도 산타 엄마가 되어
인형 선물을 해 줄 수 있으니 얼마나 다행인가 말이다.

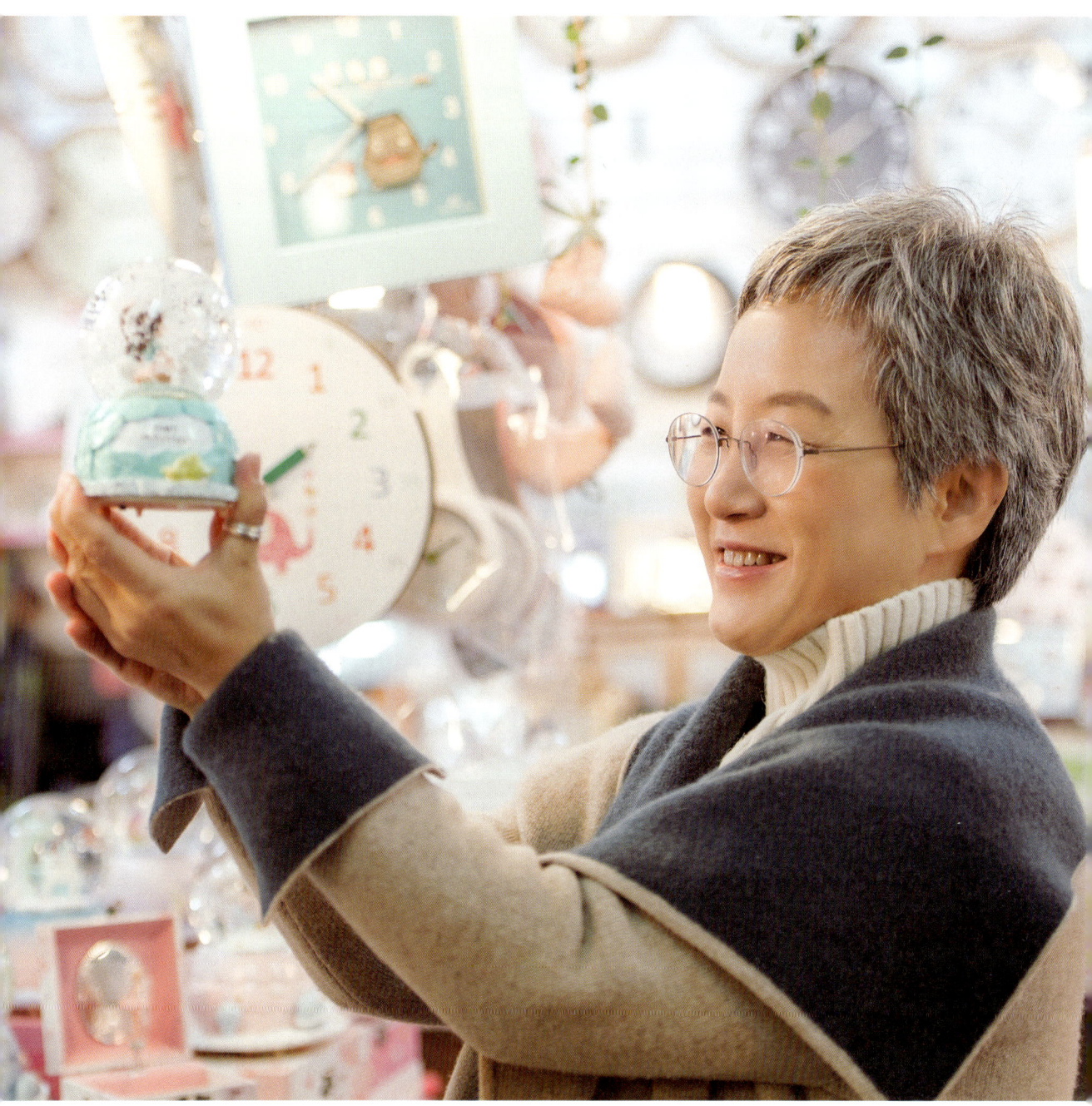

1 cm

1cm 사전적 뜻 : 미터법에 의한 길이의 단위로 1cm는 1m의 100분의 1이고 1mm의 열 배이다.

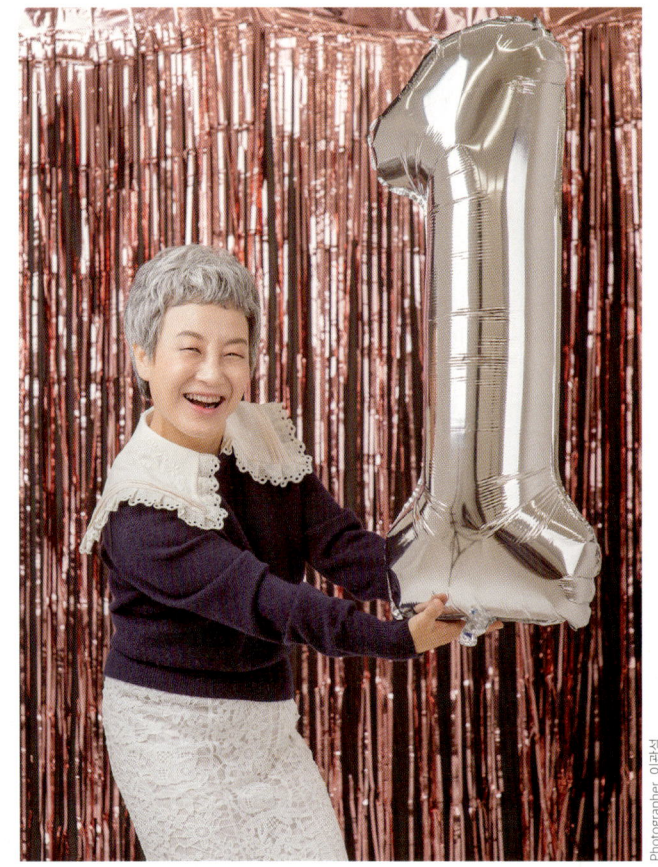

Photographer 이권정

지금의 나로 살게 해 준 대단한 길이.

1cm는 아주 근소한 차이일 수 있다.
그러나, 나에게는 아주 대단한 길이였다.
까치발을 하며 높은 곳에 있는 것을 내릴 때마다
'1cm만 더 컸어도…' 했던 적이 얼마나 많았던가?
키 높이 운동화를 신고는 공기가 다르다고 우스갯소리도 했었다.
일반인의 직장 길이는 15~20cm 정도이다.
난 직장 바로 뒤에 자리 잡은 암 덩어리를 제거하느라
직장을 1cm 정도 남기고 절제했다.
초기에는 거의 화장실 앞에서 지냈다.
1cm밖에 남지 않은 직장이 제 역할을 하지 못했기 때문이다.
외출 한 번 하려면 촘촘하게 먹고 싸는 걸 계획해야 했다.
그것도 내 맘대로 되지도 않았다.

강낭콩, 엄지손톱, 스테플러 심, 와이셔츠 단춧구멍…
딱 그 길이만큼 남아있는 나의 직장
그래도 그 1cm 때문에
난 지금 이렇게 살아있다.
나에게 1cm는 여전히 대단한 길이이다.

ⓘ 낙원악기상가 & 거리

낙원동에 세워진 세계 최대의 악기상가

"음악 좀 한다"라는 사람이라면 꼭 가는 장소가 있다. 서울 종로구 낙원동 256번지, 낙원악기상가이다. 이곳엔 악기 판매·수리 경력 40~50년인 사람들이 오랜 시간 한 자리를 지키고 있다. 반세기 넘게 한자리를 지키고 있는 낙원악기상가 지하엔 오래된 지하 시장도 있다. 도심 한복판이라고는 믿기 어려운 시장 풍경은 지난 시절의 향수를 불러일으킨다. 떡집골목, 아귀찜골목, 국밥골목 등 낙원악기상가 주변엔 다양한 이야기를 품은 골목들도 많다.

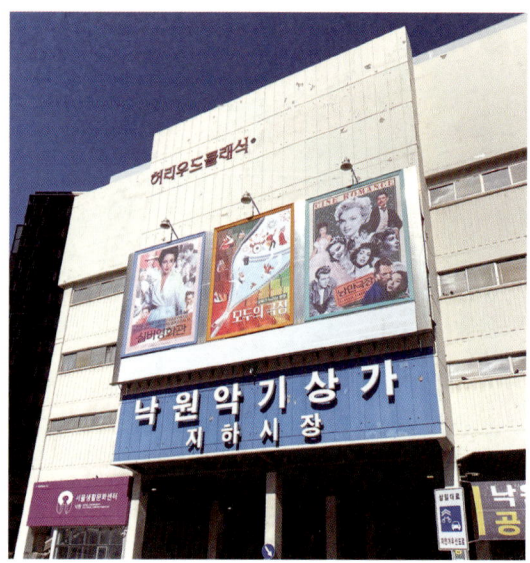

❶ 낙원악기상가

낙원악기상가는 세계에서 가장 큰 규모의 악기상점이다. 2층과 3층에 걸쳐 300여 개의 악기 전문점들이 들어서 있어, 악기 품목만을 취급하는 상가로는 그 어디와도 비교하기 힘든 규모를 자랑한다. 4층과 5층에는 악기 관련 사무실들과 합주연습실, 야외 공연장 등이 자리한다. 낙원악기상가는 서울의 과거와 현재를 모두 품고 있는 곳이기도 하다. 신구 세대의 발걸음이 모두 머무는 곳으로 음악과, 음식, 추억과 낭만으로 서울의 옛 풍경을 지키고 있다.

❷ 낙원상가지하시장

낙원악기상가 지하엔 서울 도심 한복판에선 보기 힘든 풍경이 펼쳐진다. 화려하게 반짝이는 각종 악기를 지나 지하로 내려서면 정육점, 잡화점, 옷가게, 쌀가게, 그릇가게 등, 마치 시간과 공간을 이동한 듯한 정겨운 전통시장이 반긴다. 한편엔 맛집 프로그램에 소개된 유명 밥집도 있고, 주머니 가벼운 서민들이 즐겨 찾는 가격 착한 국수골목도 있다.

❸ 일미식당

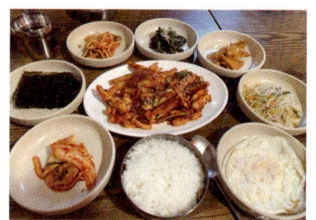

밥맛이 일품인 곳이다. 오죽하면 이곳을 '밥을 먹기 위해 반찬이 나오는 곳'이라 말하기도 한다. 이 집의 인기 메뉴는 진하고 구수한 청국장과 탱글탱글한 식감의 오징어볶음. 하지만 주요리가 나오기 전 깔리는 밑반찬도 맛깔스럽고, 무엇보다 고슬고슬 갓 지은 밥이 등장하면 청국장을 기다릴 새도 없이 젓가락질이 시작된다. 차진 윤기를 품은 밥알은 탱글탱글하고 달보드레한 맛과 식감으로 입안을 즐겁게 한다.

❹ 실버영화관

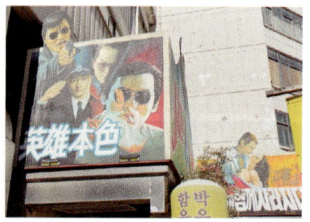

낙원악기상가 4층에는 실버영화관 '낭만극장'이 있다. 추억의 감성을 돋게 하는 곳으로, 고전 영화부터 개봉작까지 테마별로 영화를 상영하는데 55세 이상은 2,000원에 영화를 볼 수 있다. 그 옆 야외 공연장에서는 낙원악기상가 전체 외경을 볼 수 있다.

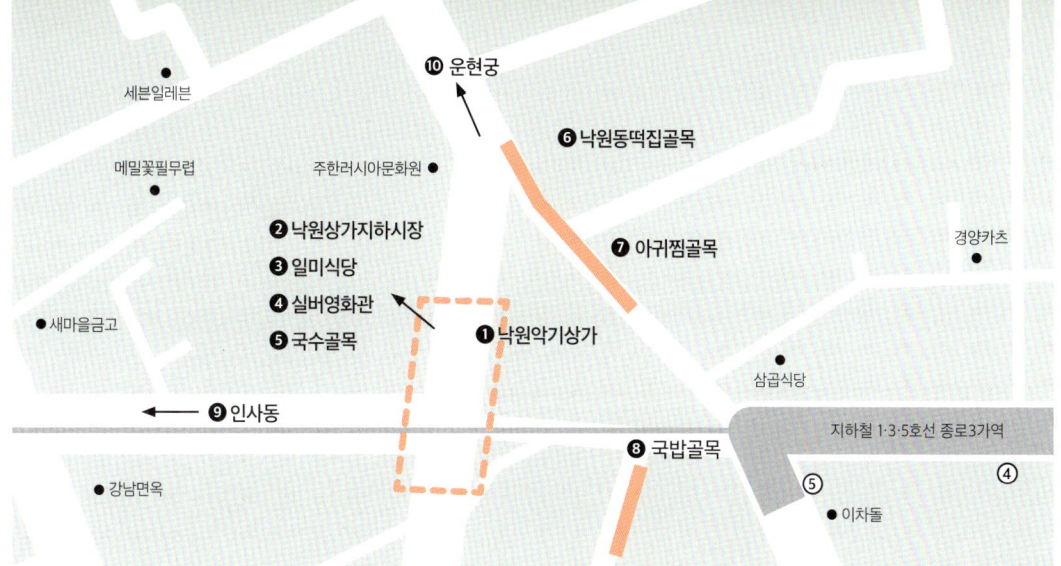

❺ 국수골목
지하시장 중심에는 국수골목이 있다. 다닥다닥 붙어있는 맛집들이 소박하면서 먹음직스러운 음식을 차려놓고 손님을 기다리는 곳이다. 잔치국수를 비롯해, 김밥, 부침개, 묵무침, 두부김치 등 다양한 안줏거리를 저렴한 가격에 판매한다.

❻ 낙원동떡집골목
낙원동이 떡집의 중심이 된 데는 이런 배경이 있다. 한일합방 이후 궁궐 내에 있던 궁녀 등 궁인들이 갈 곳 없게 되자 대궐 가까운 이곳에 터를 잡고 호구지책으로 떡을 빚어 팔았던 것. 이 떡들이 궁중떡으로 알려졌고 대궐에서나 맛볼 수 있던 떡 맛을 보기 위해 많은 사람이 찾기 시작한 것이 오늘날 낙원동 떡집골목의 시작이다. 50여 곳이 넘었던 떡집은 20년 전부터 점차 자취를 감춰, 현재 남아 있는 떡집은 열 곳을 넘지 않는다. 이곳들 중 '낙원떡집'은 1919년 문을 연 곳으로 3대째 이어지고 있다.

❼ 아귀찜골목
서울에 처음 생긴 아귀찜골목이다. 40년 전 낙원악기상가 아래 형성된 곳으로, 많은 집들이 강남으로 이전한 지금도 열 곳 정도의 식당이 이 골목을 지키며 옛 맛을 이어오고 있다. 이 골목의 아귀찜은 아귀와 콩나물, 미나리, 미더덕 등에 매콤한 양념이 조화를 이뤄 기분 좋은 매콤한 맛을 뽐내는 것이 특징이다.

❽ 국밥골목
낙원악기상가 입구 바로 옆엔 10여 곳의 국밥집들이 골목을 이루고 있다. 강원집, 전주집, 호남집, 충남집 등 각 지역 이름을 간판으로 내건 골목 풍경은 그 자체로 정겹다. 이곳의 식당들은 하나같이 식당 입구에 가마솥을 걸어놓고 소와 돼지의 머리를 푹푹 삶아낸다. 순대를 썰고, 머릿고기를 잘라 한 입 크기로 조각내는 모습도 직접 볼 수 있다.

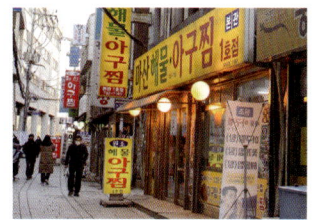 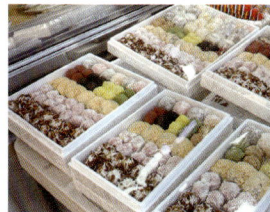

❾ 인사동
국밥골목을 나와 길을 건너면 바로 인사동이다. 화랑, 전통공예점, 고미술점, 전통찻집, 전통음식점, 카페 등이 밀집된 곳으로, 도심에서 전통의 멋을 즐길 수 있다.

❿ 운현궁
떡집골목에서 안국역 방향으로 250m가량 걸어가면 운현궁이 있다. 운현궁은 고종이 12세의 나이로 즉위하기 전까지 성장한 곳이자, 흥선대원군이 저택으로 쓰던 곳이다. 조선의 대원군궁 가운데 제모습을 유지하고 있는 몇 안 되는 궁이다.

서울생활문화센터 낙원
낙원악기상가 하부공간에 조성한 공유 공간이다. 낙원역사 갤러리에서는 한국 대중음악 역사를 한눈에 살펴볼 수 있으며, 방음시설을 갖춘 녹음 스튜디오와 연습실도 있다. 자신만의 악기를 직접 만들거나 제작 과정을 구경할 수 있는 수리수리공작소, LP 음반과 턴테이블을 갖춰 청음회 등 행사를 할 수 있는 다목적홀 등도 마련되어 있다.
www.nakwon-communityart.or.kr

ⓘ 서울 시내 수산물·축산물 시장

신선한 물고기와 육고기는 모두 다 이곳에!

대한민국의 수도 서울엔 천만 명 가까운 인구들이 모여 산다.
그 많은 사람이 먹는 물고기와 육고기의 양은 얼마나 될까? 정확한 집계를 알 수는 없지만,
서울 시내 곳곳에 자리한 축산물과 수산물 전문시장에 가면 어마어마한 양의 고기들에 입이 떡 벌어진다.
싱싱하게 펄떡이는 고기들의 향연이 펼쳐지는 주요 수산물, 축산물 시장을 소개한다.

❶ 마포농수산물시장

서울 서북권을 대표하는 전통시장이다. 1998년 4월 문을 연 이곳은 채소와 과일 파는 곳이 72곳, 수산물 파는 상점이 50곳에 이른다. 특히 상암동 월드컵공원과 가까이 위치해 주말 나들이나 산책길에 들러 회를 떠 곧바로 먹을 수 있어 좋다. 회뿐 아니라 낙지나 멍게, 해삼 등 각종 해산물도 가득하다.

❷ 노량진수산시장

"서울의 새벽을 깨우는 도심 속 작은 바다"라 불리는 이곳은 서울 최대 수산물시장이다. 이곳에선 매일같이 전국 각지에서 몰려드는 신선한 생선과 해산물들을 저렴한 가격에 만날 수 있다. 활어, 선어, 냉동 해산물, 조개류, 갑각류, 건어물 등 한반도 바다에서 나는 것 중에 이곳에 없는 것은 없다. 도매·소매를 다 취급하는 곳으로, 노량진수산시장에서 구입한 회와 수산물은 같은 건물에 있는 상차림 전문식당에서 바로 맛볼 수 있다.

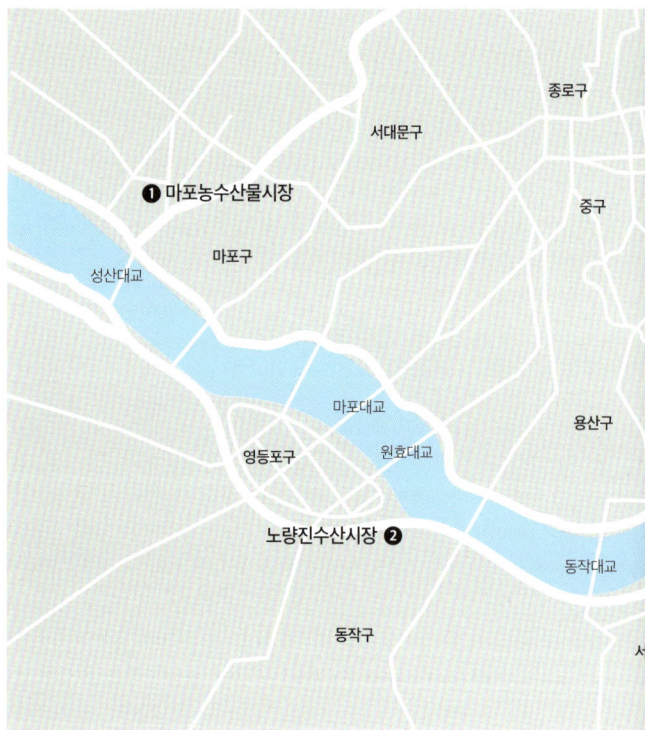

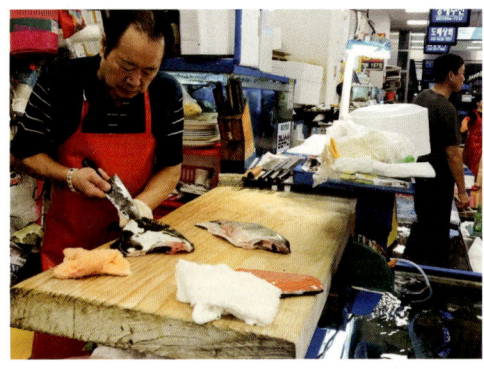

❸ 청량리수산시장

도소매 시장이 넓게 자리하며, 낮보단 새벽이 활기찬 시장이다. 수산시장 인근엔 재료를 사가면 안주를 만들어 주는 실비집(실제 비용이 들어가는 집)들이 있어 저렴한 가격에 제철 해산물 안주를 맛볼 수 있다.

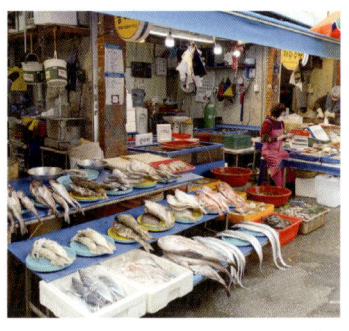

❹ 마장축산물시장

서울의 푸줏간이라 할 수 있는 곳이다. 수도권 축산물 유통의 60~70%를 담당하고 있는 도·소매 시장으로, 세계에서도 유례를 찾기 힘든 규모의 단일 육류 시장이다. 이 시장엔 법칙이 있다. '1층에서 사서, 2층에서 먹는다!'. 1층 정육점에서 고기를 사, 2층으로 가 차림비만 내면 직접 구매한 고기를 바로 먹을 수 있는 시스템을 갖추고 있다.

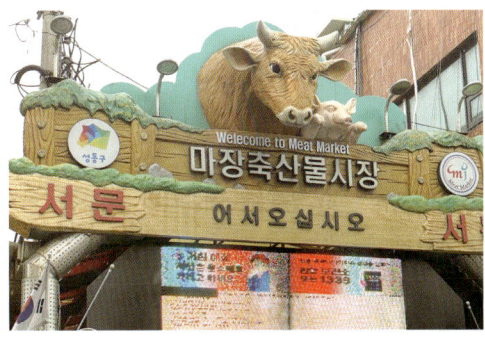

❺ 가락농수산물도매종합시장 & 가락몰

서울 동남권 최대의 도매 시장이며 전국 각지에서 생산한 농산물, 축산물, 수산물을 집하해 유통, 관리하거나 경매한다. 이곳에서도 제일 인기 많은 곳은 가락몰이다. 층별로 수산물, 축산물, 농산물 등의 식재료가 가득하다. 현재 봄을 맞아 물오른 도다리와 싱싱한 주꾸미를 찾는 이들의 발걸음이 줄을 잇는다.

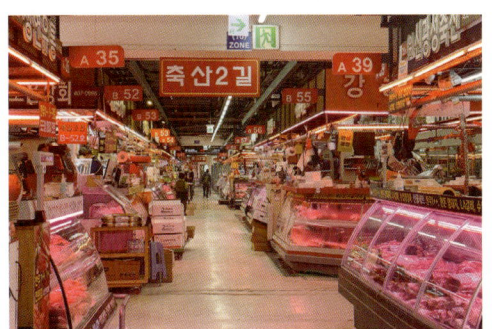

왕십리곱창골목

왕십리곱창골목은 마장축산물시장에서 1~1.5㎞ 남짓한 거리에 자리 잡고 있다. 과거 마장축산물시장에서 팔고 남은 돼지나 소의 곱창, 대창, 막창 등을 인근에서 연탄불에 구워 팔았던 것이 이 골목의 시초다. 일제강점기, 왕십리 일대에 전차 노선이 부설되면서, 왕십리는 기계·방직 등의 공장지대로 변모했다. 광복 이후에는 지방민들이 집단 이주하면서 금형, 자개, 봉제 공장들이 즐비한 공장 골목 지대를 형성했다. 이곳의 가난한 노동자들은, 외국으로 수출하고 남은 소와 돼지의 부산물을 먹으며 서울살이를 견뎌냈던 것. 과거 왕십리의 곱창은 가난했던 서울의 노동자들에게 심리적으로 큰 위로를 주는 음식이었다.

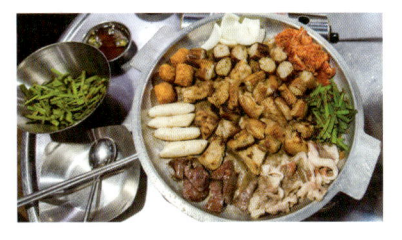

ⓘ 동대문 옆 골목시장

따뜻한 아날로그 감성이 묻어나는 골목시장

동대문(흥인문)은 우리나라 보물 제1호. 그런데 유심히 살펴보면 동대문 주변에는 더 많은 보물이 숨어 있다. 종로와 청계천 사이, 동대문역과 동묘앞역 사이의 골목 전문시장이 그곳이다. 문구완구거리엔 아이들의 눈을 반짝이게 할 보물들이 가득하고 그 옆으론 온갖 종류의 동물을 파는 가게가, 큰길 안쪽으로 들어가면 열대어, 수족관 관련 도매 용품 상가들도 몰려 있다. 사람들의 발길을 끄는 동대문 옆 골목시장을 소개한다.

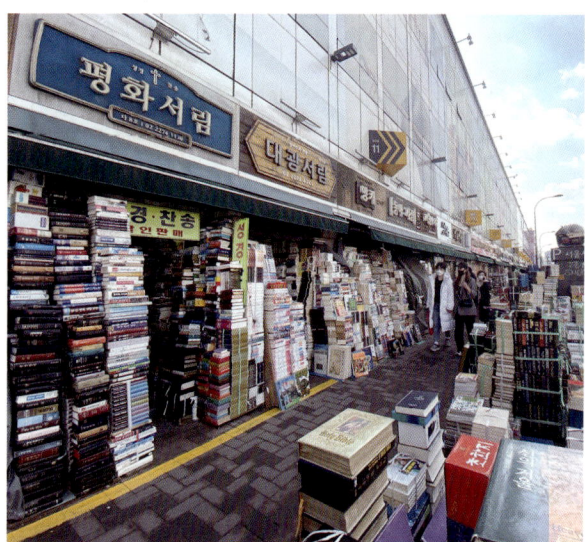

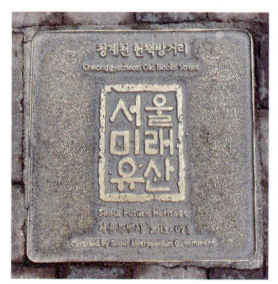

❶ 청계천 헌책방거리

지하철 동대문역 인근에 있는 청계천 헌책방거리는 서울의 대표적인 책방거리다. 처음엔 노점식으로 운영되던 헌책방들이 평화시장에 모여들면서 1960년대부터 본격적인 상권이 형성됐다. 특히 책이나 참고서를 구하기 어렵던 시절 헌책방은 최고의 호황을 누렸다 한다. 한창 전성기를 맞이했던 1970년대엔 청계천 헌책방거리에 200여 개의 책방이 성업했고, 하루 평균 2만여 명이 드나들었다. 현재는 10여 곳만이 남아 명맥을 유지하고 있다.

서울시 책보고

초대형 헌책방으로 기존 도서관에서는 접하기 어려운 독립출판물과 명사의 기증도서 컬렉션까지 총 13만여 권의 책을 한 자리에서 만날 수 있는 '책 문화공간'이다. 이곳은 단순한 헌책 판매처가 아니다. 영세 헌책방들과 연대해 기존 헌책방과 독자를 연결하는 '헌책방 홍보·구매 플랫폼' 역할을 한다. 청계천 헌책방거리를 지켜온 동아서점, 동신서림 등 25개 헌책방이 참여했다. 향후 참여 희망 헌책방 유무에 따라 헌책방 수와 보유 도서는 더 확대될 전망이다. www.seoulbookbogo.kr

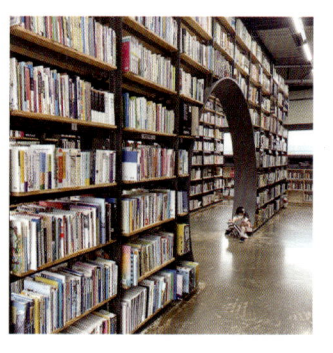

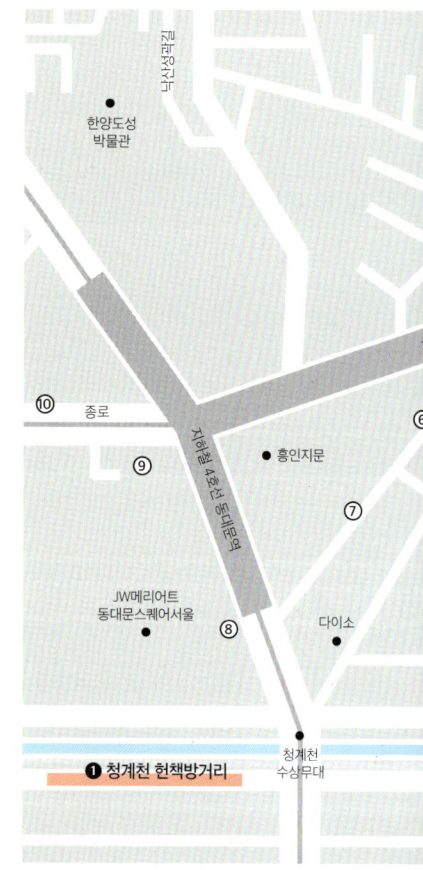

❷ 인장거리

오랜 세월 명장과 장인들이 하나둘 모여 거리를 이룬 곳이다. 작은 가게들이 오밀조밀 모인 거리엔 장인의 숨결도 가득하다. 이곳에선 직접 인장을 새길 수도 있고, 인장 관련 용품을 도매로 구매할 수도 있다. 특히 일반 도장집에선 새기기 힘든 옥, 상아 등에 막힘없이 작업을 하는 장인들의 모습도 직접 볼 수 있다.

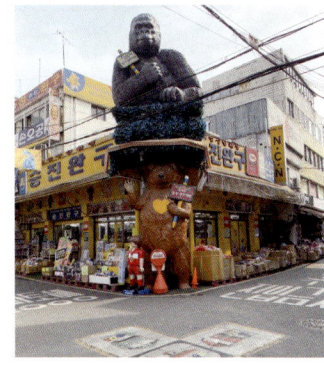

❸ 동대문문구완구거리

우리나라 장난감 1번지로 "우리나라 모든 문구류와 장난감은 이곳을 통한다"라고 해도 과언이 아닐 만큼 한국 문구·완구 유통의 중추적인 역할을 담당하는 곳이다. 120여 개의 점포가 500m가량 이어진 거리에는 펭수, 레고, 엘사, 스파이더맨, 헬로키티 등 아이들의 눈을 반짝이게 할 장난감들이 가득하다. 다양한 제품을 시중가보다 30~50% 저렴한 가격으로 구매할 수 있으며, 점포 상인과 직접 가격 흥정이 가능한 것도 매력이다. 국산 제품 외에 시중에서 구하기 힘든 수입품과 추억의 문구·완구도 만나 볼 수 있다.

❹ 청계천수족관상가

동대문문구완구거리 옆으로는 다양한 관상어와 수족관을 판매하는 '청계천수족관상가' 골목이 이어진다. 이곳은 우리나라 수족관 시장의 효시로 꼽히는 곳으로, 청계천을 따라 50m가량 이어진 도로에 수족관 상가가 늘어서 있다. 이곳엔 금붕어부터 해수어까지, 모든 종류의 관상용 물고기가 있다. 또한 어항, 물고기, 수초, 필터까지 한꺼번에 구입해 '나만의 수족관'을 꾸밀 수도 있다.

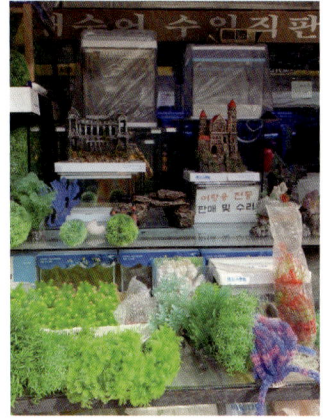

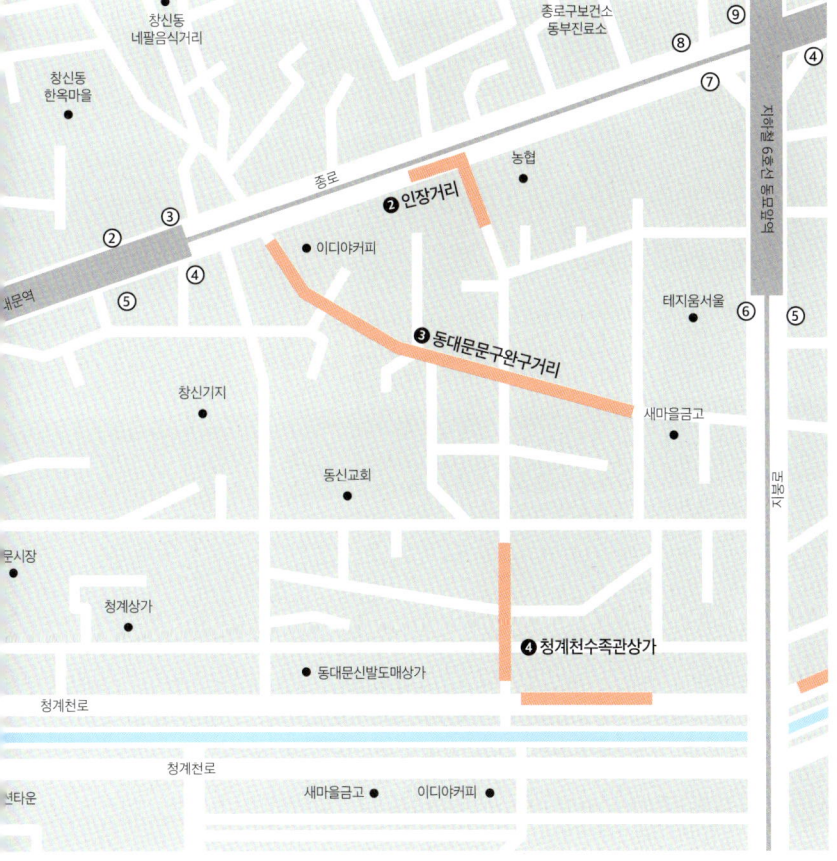

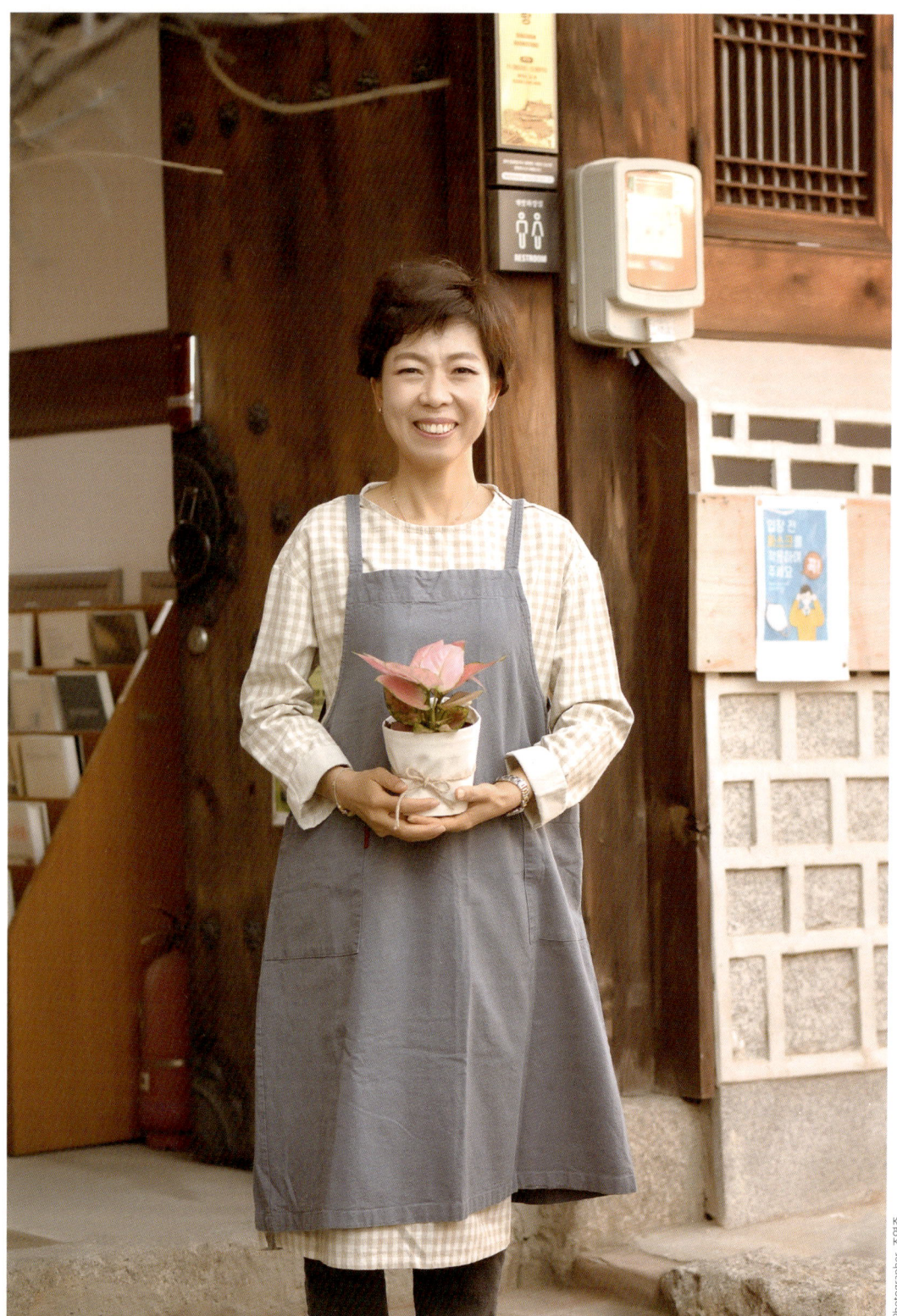

그의 과거

진 단 명 : 폐암 2기 A → 4기
수술 일자 : 2018년 3월
치료 과정 : 수술
　　　　　4차 항암치료

그의 현재

항암치료 후 6개월 뒤 다시 우하엽에 재발. 현대의학에 대한 불신이 생김. 암은 수술과 항암으로 치료되는 것이 아니라 파괴적인 생활습관과 생각습관을 바꿔야 한다고 생각함. 표적 항암치료를 거부하고 자연치유 중.

그의 미래

자연치유 과정에서 몸의 변화와 치유방법을 유튜브로 남기고, 암은 현대의학의 표준치료만 의지해서 되는 것이 아니라 잘못된 습관을 바꿔야 완치된다는 나의 경험을 유튜브와 책, 그리고 강의로 널리 알리는 것. 그래서 많은 암 환우들에게 희망을 주는 삶을 사는 것.

지금, 이 순간의 행복을 찾는 아미,
정 수 빈

암 환자

암 환자 사전적 뜻 : 암에 걸린 사람.

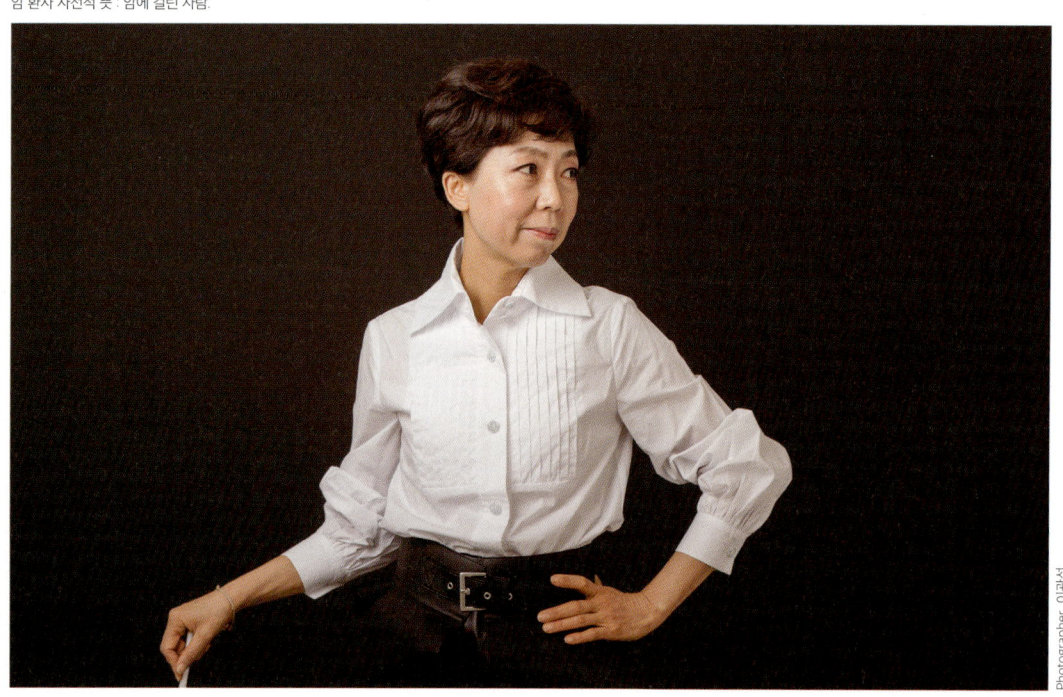

암으로 인해 새로운 길을 만들어나가는 사람.

모니카 페트의 소설 『행복한 청소부』는
독일의 한 도시, '작가와 음악가의 거리'에서
표지판을 닦는 청소부의 이야기다.
주어진 일을 묵묵히 즐기는 청소부는
자신이 닦는 표지판의 작가와
음악가에 관해 공부하게 된다.
그리고 자신이 닦는 표지판 주인공들의 이야기를
사람들에게 들려주었고,
사람들은 행복한 청소부의 이야기에 집중하며
그의 강연을 듣기 위해 거리로 모여든다.
청소부의 소문을 들은 방송국에선 그를 취재했고,
그의 훌륭한 강연을 들은 대학에선
대학교수가 되어달라고 요청한다.

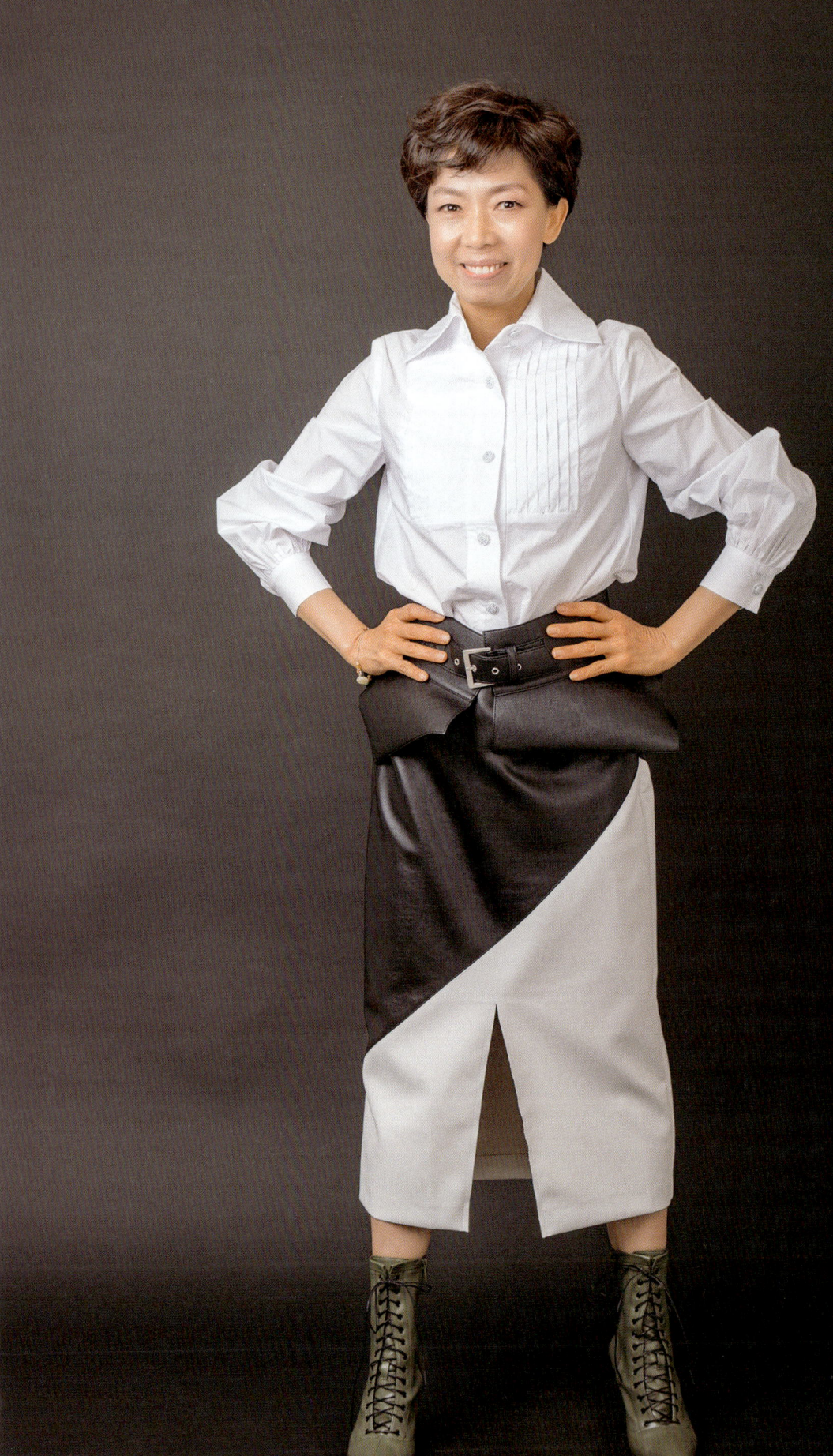

암 선고!
암울하며, 꿈도, 희망도, 미래도, 없다고 생각했다.
하지만 암은 나에게 여유로운 시간을 선물했고,
암에 관해 공부하게 했다.
그로 인해 치유에 대한 확신을 얻었고,
두려움이 사라졌고, 꿈도 품게 되었다.
그래서 지금 난 힘들어하는 암 환우들에게
경험자로서의 이야기 해주는 것을 주저하지 않는다.
나의 경험을 글로 쓰며, 유튜브도 찍는다.
그러면서 또 다른 길이 생기고 희망이 보인다.
가끔은 이런 지금이 행복하기까지 하다.
그렇다. 나는 행복한 암 환자다.

습
관

습관 사전적 뜻 : 어떤 행위를 오랫동안 되풀이하는 과정에서 저절로 익혀진 행동방식.

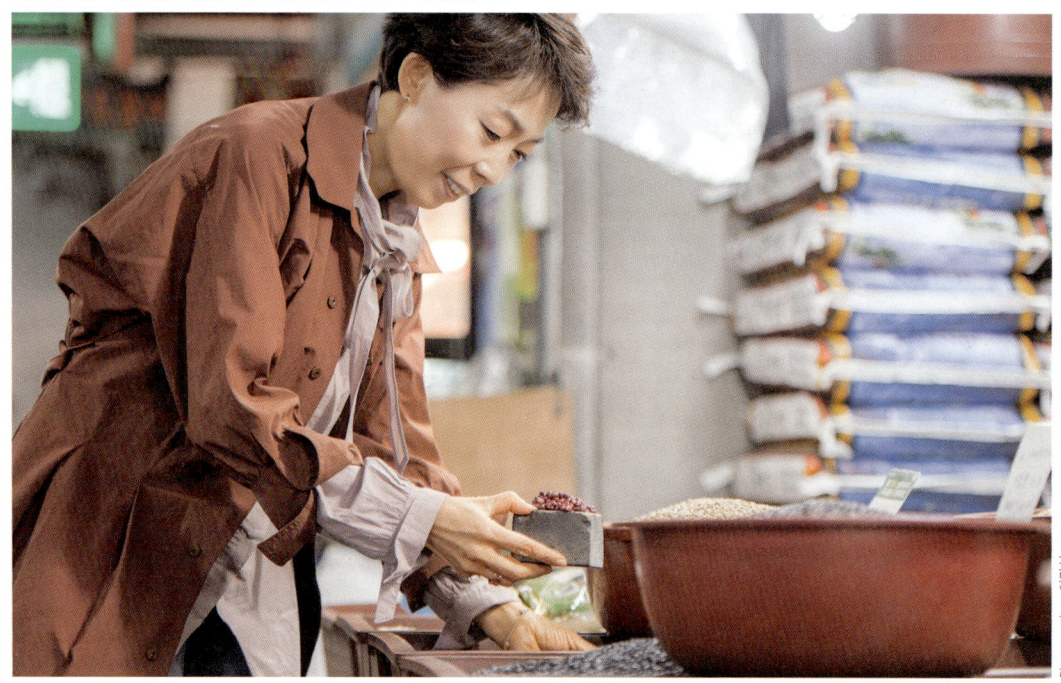

Photographer 이관석

암을 치유하는 최고의 항암제.

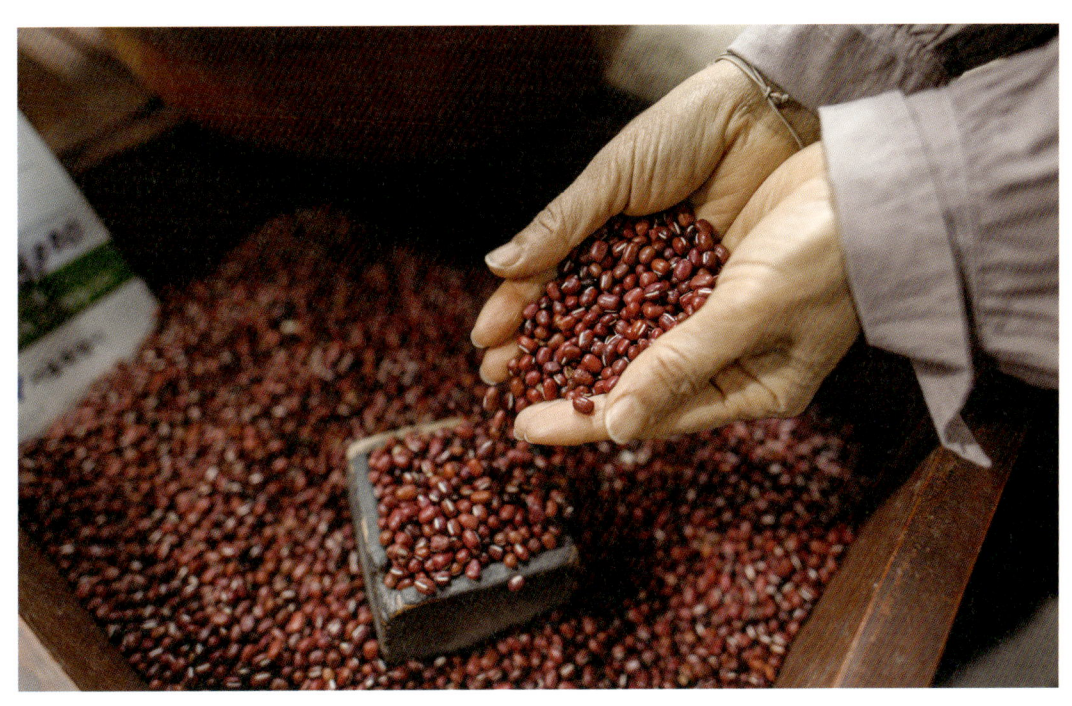

암에 걸린 후 많은 불안과 생각들이 쉼 없이 밀려왔다.
'사람의 몸은 생긴 모양만큼이나 다양한데… 어떤 명의가 나를 정확히 진단할 수 있을까?'
그때 읽은 『암 습관을 바꾸면 반드시 낫는다』는 책의 한 구절이 내 마음을 쳤다. 우리 몸은 완벽한데 지속적인 잘못된 생활습관으로 인해 우리 몸이 파괴되었으니 습관을 바꾸면 암은 낫는다는 글이었다. 호흡습관을 시작으로 수면과 음식, 운동, 대인관계습관까지… 바꿔야 할 습관 5가지를 정리하며 건강에 자신이 생겼다. 그리고 느리겠지만 꾸준히 실천하다 보면 암을 이길 수 있겠다는 확신도 생겼다. 1년 넘게 습관을 바꾸고, 자연치유를 실천하고 있는 나를 보며 어느 날 아들이 강산에의 노래를 불러줬다.

"흐르는 강물을 거꾸로 거슬러 오르는 연어들의
도무지 알 수 없는 그들만의 신비한 이유처럼~~"

방
파
제

방파제 사전적 뜻 : 파도를 막기 위해 항만에 쌓은 둑.

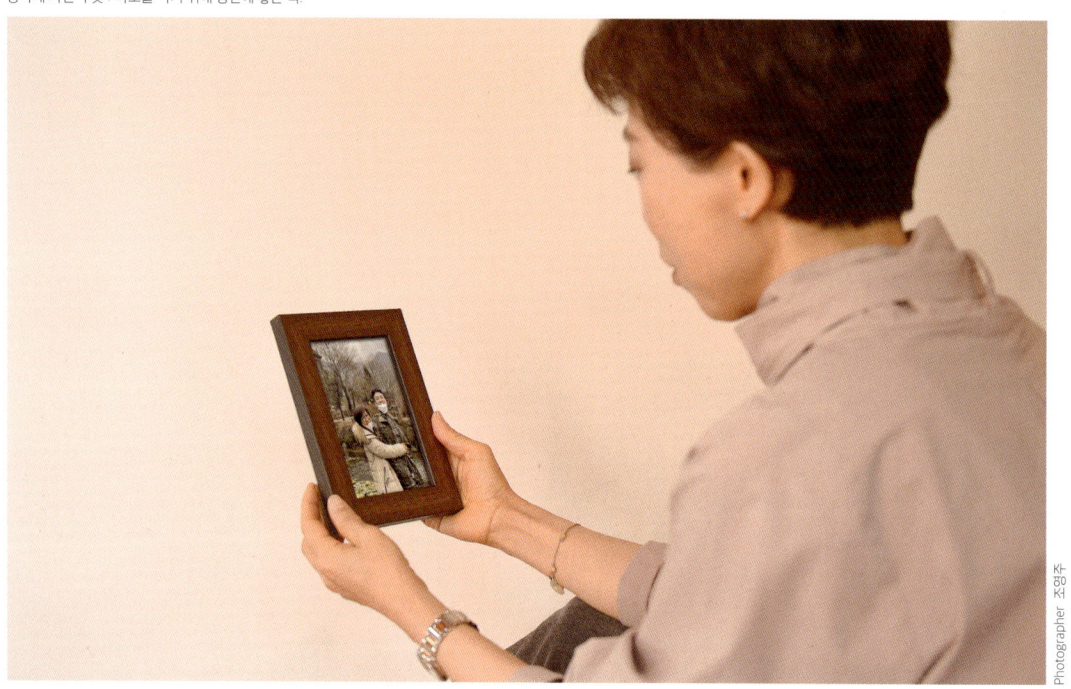

아픈 엄마 때문에 일찍 철이 든 아들.

핸드폰이 울리고, 액정화면에 '방파제'라고 뜬다. 군대 간 아들의 전화다.
한 톤 높아진 목소리로 반갑게 전화를 받는다. "엄마 저 휴가 나가요."
휴가 나온 아들과 시장에 간다. 이런저런 이야기를 나누며 손을 꼭 잡고
장을 본다. 그저 든든하다.
늘 도시락을 싸 들고 다니는 엄마가 안쓰럽다며 아들이 암 환우
전문식당을 예약했다. 군인 월급이 올랐다고 너스레를 떨며 거하게
한턱을 낸다. 스물 두살의 아들은 아픈 엄마 때문에 일찍 철이
들어버렸다. 그렇게 엄마의 방파제가 되었다. 아픈 엄마는 그런 아들이
안쓰럽다.

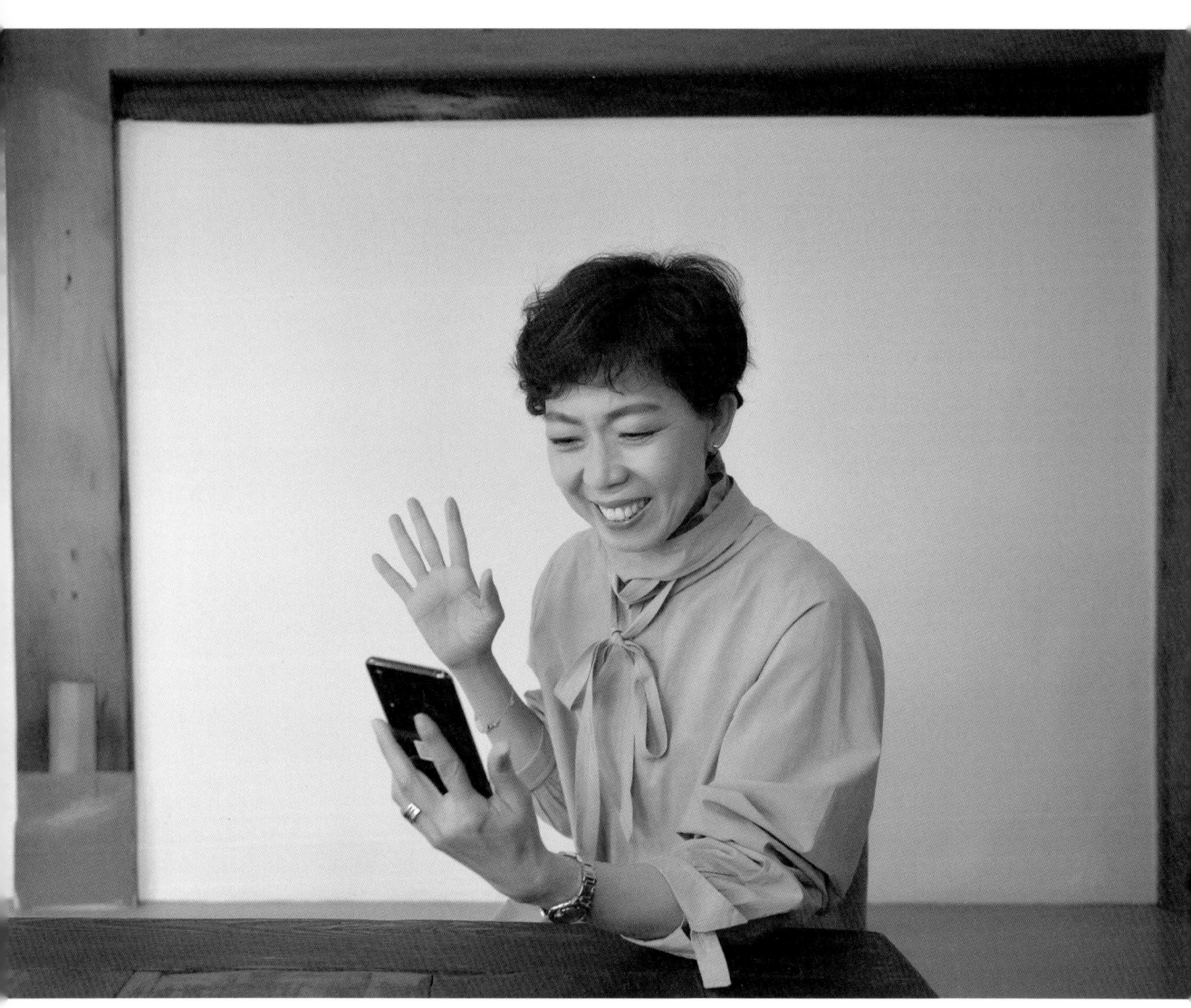

방 파 제

당신 뒤에서 난 두려울 것이 없었습니다.
모진 파도일지라도 심술궂은 물 몇 방울 튀길 뿐이었고,
매운 해풍 일지라도 그저 불만 섞인 웅성거림에 지나지 않았기에
당신 뒤라면 난 무서울 게 없었습니다.

무심히도 빨리 지나가 버린 세월에
나는 당신의 상처를 봅니다.
파도에 깊게 패인 흠
해풍에 깎여나간 처연한 그 뼈대
당신이 견뎌온 인고와 감내의 시간은
어쩌면 내겐 상상하기에도 벅찬 것이겠지요.

이제 나는 당신의 옆에 서려 합니다.
강렬히 몰아치는 파도에도,
매섭게 불어오는 해풍에도,
당신이 내 뒤에 몸을 맡길 그날까지
당신의 옆에 나는 서렵니다.

나는 당신의 방파제가 되렵니다.

- 정수빈 님의 아들이 쓴 시 -

화
초

화초 사전적 뜻 : 꽃이 피는 풀과 나무 또는 꽃잎이 없더라도 관상용이 되는 모든 식물을 통틀어 이르는 말.

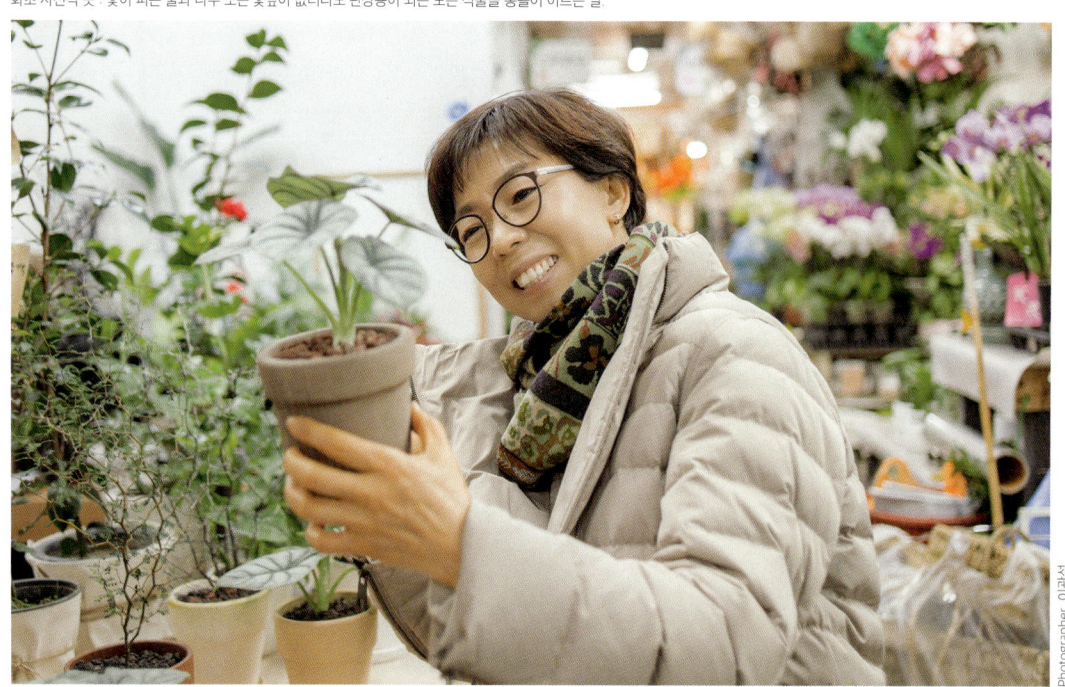

사랑과 정성의 양을 측정할 수 있는 결과물.

요양병원 퇴원 후
화초 키우고 텃밭 가꾸는 재미에 푹 빠져있다.
일하느라 한 번도 가져보지 못한 여유로운 시간을
암 덕분(?)에 누리고 있다.
아침마다 화초에 물을 주고, 말을 걸고
커피 찌꺼기나 달걀 껍데기를 믹서에 갈아
화초에 부어주며 영양도 챙겨준다.
조금씩 자라는 모습을 바라보며 칭찬하고
사랑도 준다.
이런 화초들은 싱싱하게 잘 자라
이쁘게 꽃을 피워낸다.
그 모습을 보며 생각했다
'우리 몸도 같은 이치이지 않을까?'

건강은 타고나는 것으로 생각했다.
부모님이 암으로 돌아가셨기에
내가 암에 걸린 거라 여겼다.
그러다 요양병원에서 후성유전학 강의를 들었고,
화초를 키우면서 후성유전학을 경험했다.
건강한 음식, 적당한 운동, 깨끗한 물, 따뜻한 햇볕,
그리고 주변의 사랑과 관심으로 인한 평안과 숙면…
이것이 나의 건강을 다시 회복시켜 줄 수 있다는 믿음이 생겼다.
같은 화초도
어떻게 키우느냐에 따라
한두 달 살다 죽기도 하고
예쁘게 꽃을 피우기도 하는 것처럼…

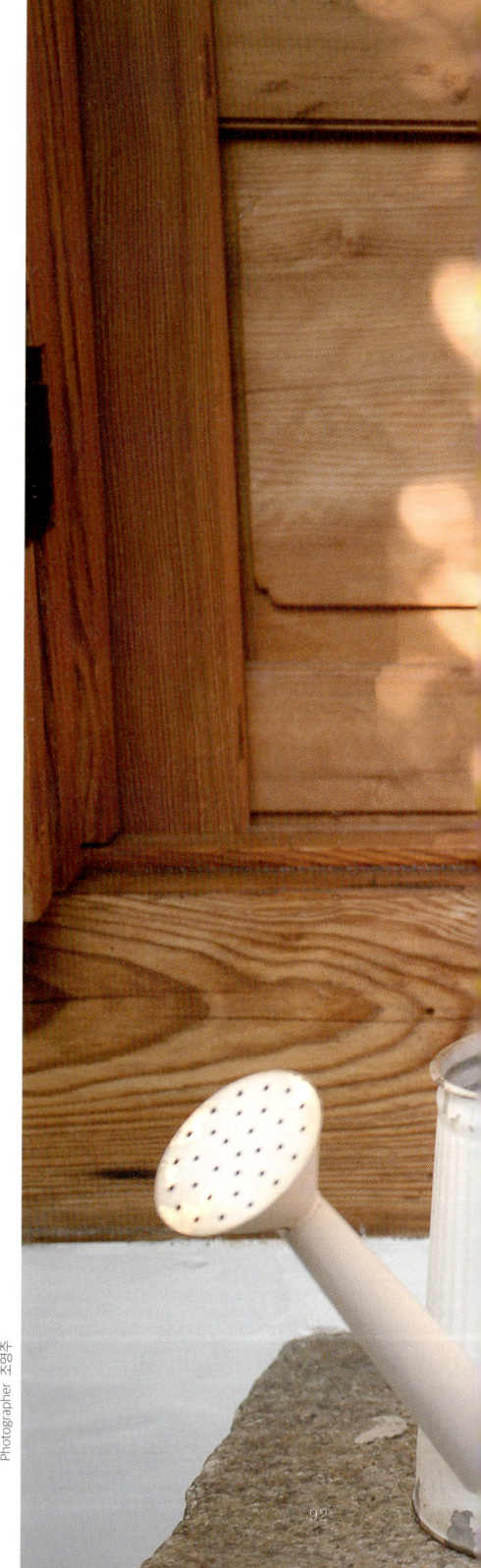

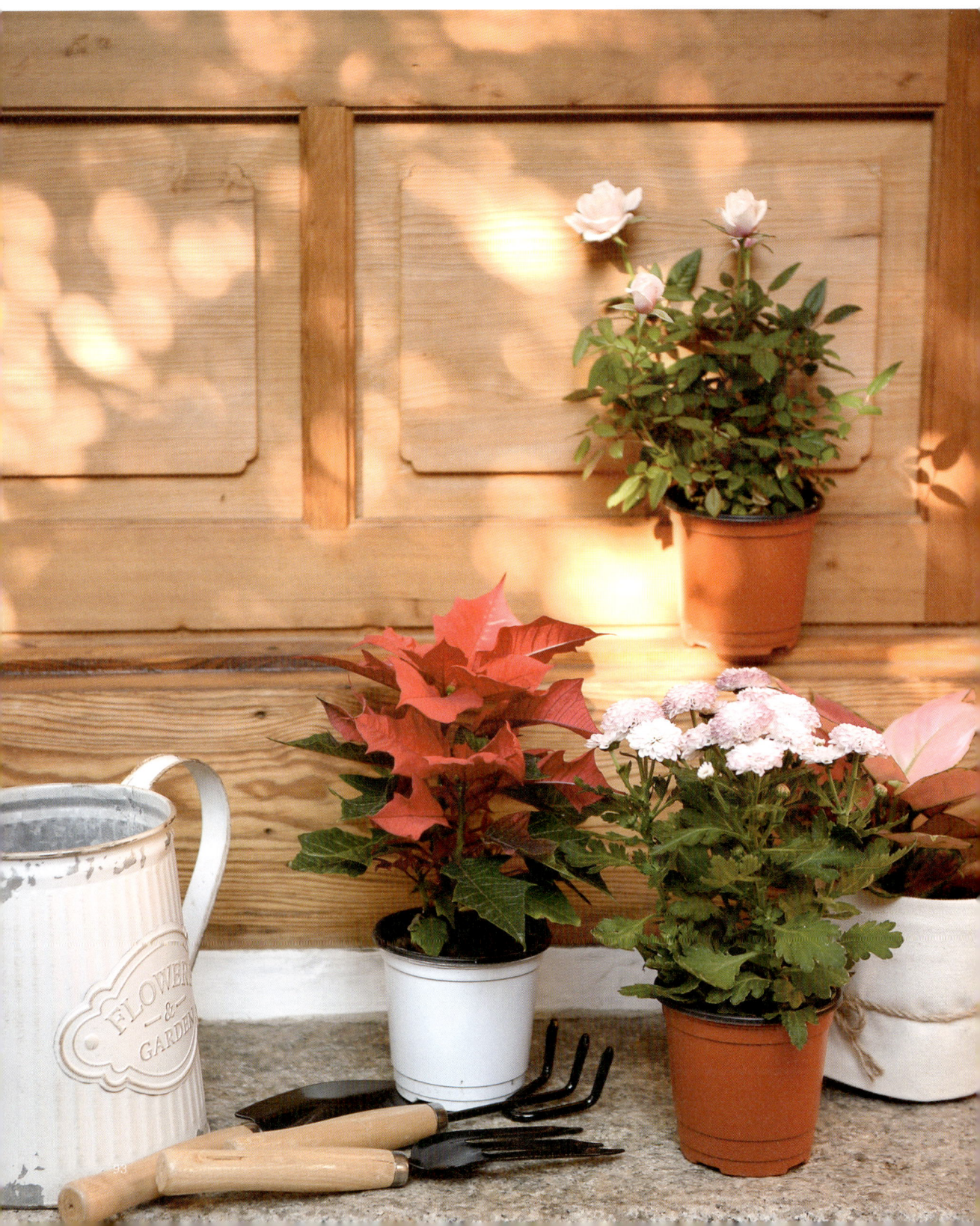

피그말리온

피그말리온 사전적 뜻 : 그리스 신화에 나오는 키프로스의 왕. 정신을 집중해 어떠한 것을 간절히 소망하면 불가능한 일도 실현된다는 심리적 효과를 '피그말리온 효과'라 한다. 그리스 신화의 피그말리온 일화에서 유래하였다.

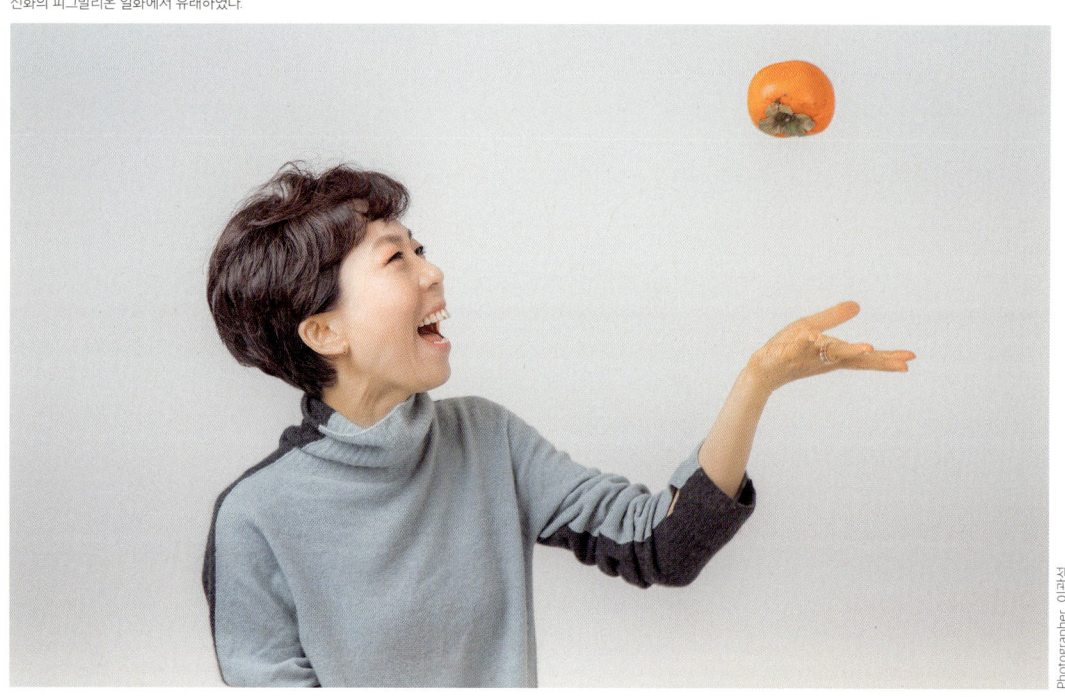

간절히 소망하면 불가능한 일도 실현됨.

두 개의 프랜차이즈 빵집을 운영하며
정신없이 바쁘게 살았다.
피곤하고 힘들었고, 그래서 행복하지 않았나 보다.
입버릇처럼 나는 "오십이 되면 전업주부로 살 거야"라고 말하고 다녔다.
마흔아홉에 나는 암에 걸렸고
모든 일을 접고 오십이 되어 전업주부로 살고 있다.
이렇게 내 꿈(?)은 이루어졌다.

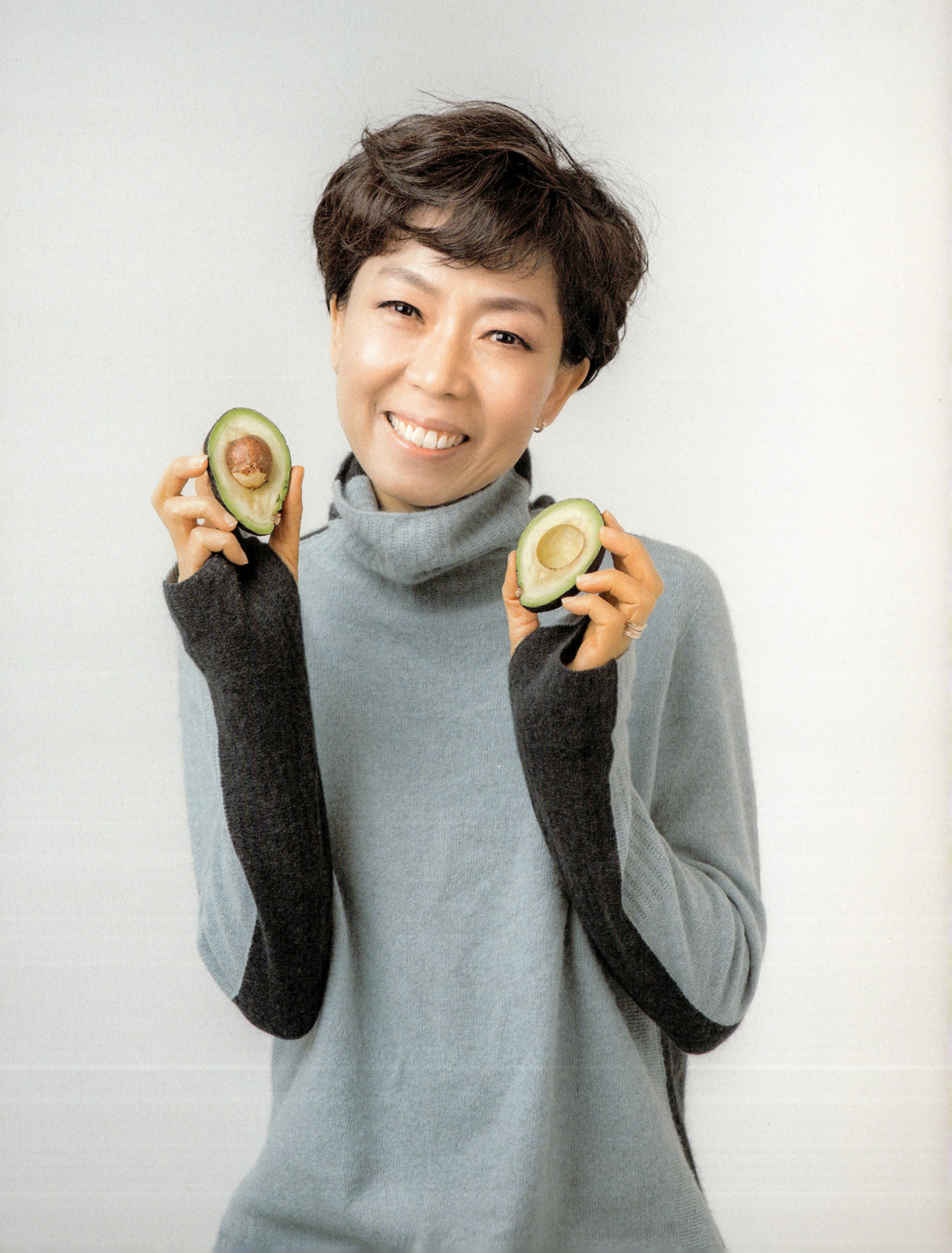

뒤돌아보니 참 많은 꿈을 이루고 살았다.
학생들을 가르치고 싶어 학원장이 되었고,
행복한 빵집을 꿈꾸다 빵집 주인이 되었고,
재수생 딸아이가 바라는 학교에 합격하는 꿈도 이뤘다.
열심히 꿈을 이루는 사이 나는 지쳐있었나 보다.

'암은 쉬어가라는 몸의 경고'라 했다.
그래서 지금은 휴식할 때다.
나의 몸을 돌보고 사랑해야 할 시기이다.
하지만 난 여전히 꿈을 꾼다.
건강을 되찾아 많은 암 환우들에게
희망을 주는 삶을 살고 싶다.
다른 사람들에게도 행복을 줄 수 있는 삶,
이 꿈 또한 이루어질 것이다.
나는 피그말리온이기에~

녹두죽

녹두죽 사전적 뜻 : 녹두를 삶아 으깨어 체에 걸러서 잠시 가라앉힌 다음, 웃물만 먼저 솥에 붓고 쌀을 넣어 한참 끓이다가 이미 가라앉은 것을 마저 붓고 쑨 죽.

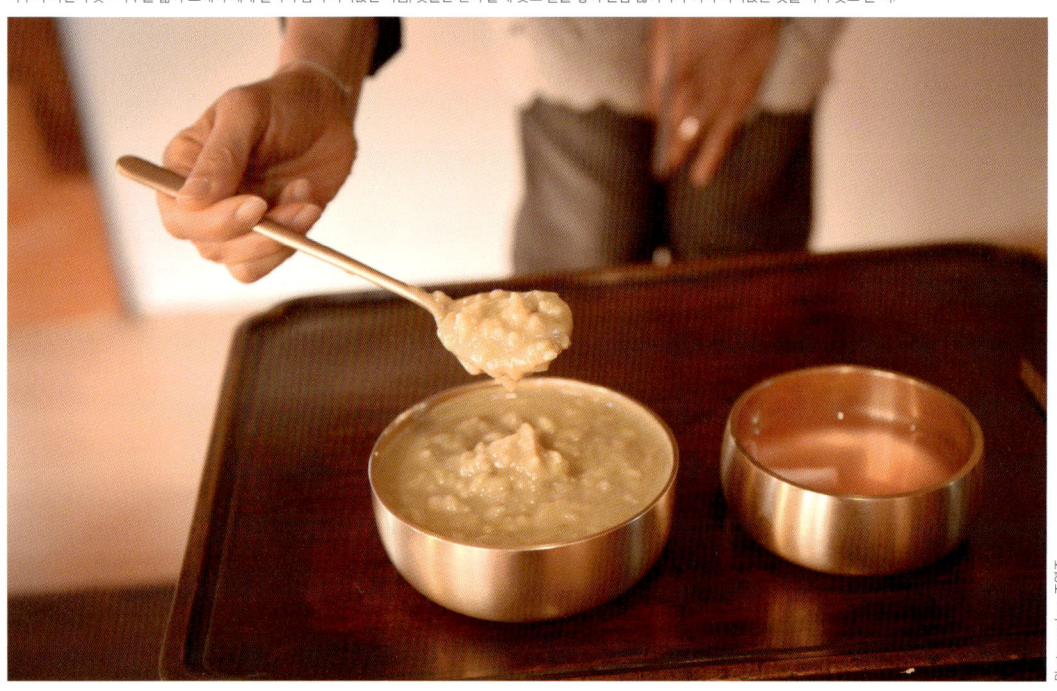

엄마에게 해 드린 유일한 음식.

"엄마 입맛이 없어? 맛있는 거 먹으러 나가보자!"
위암으로 투병 중이던 엄마는 병원 밥을 영 못 드셨다. 일한다는 핑계로 요리를 안 해본 나는
내 손으로 엄마에게 맛난 음식 한번 해 드리지 못했다. 그날도 나는 엄마를 모시고 시장으로
들어섰다. 마침 장날이라 시장통이 북적였다. 시장 구경은 재미있었다. 엄마의 얼굴에도
조금은 생기가 돌았다. 그러다 녹두를 보시더니 혼잣말을 하신다.
"녹두죽 끓여 먹으면 맛있는데…"
시장에서 엄마가 선택한 메뉴는 3천 원짜리 잔치국수였다. 소주병 상자를 엎어 만든 의자에
앉아 국수를 먹는 엄마를 보는데 화가 났다.
"엄마는… 좋은 데 가서 먹자니깐…"
아버지가 일찍 돌아가신 후 5남매를 혼자서 키우셨기에 근검절약이 몸에 밴 엄마였다.
엄마를 다시 병원에 모셔다드리고 돌아오는 길에 녹두를 샀다. 그리고 인터넷에서
녹두죽 요리법을 찾아 끓여 다음날 엄마께 가져갔다.
"니가 우째 이런 걸 다 할 줄 아노?"
엄마는 처음 끓였는데 잘 끓였다며 드시는 내내 칭찬을 아끼지 않으셨고, 그 녹두죽이
처음이자 마지막으로 내가 엄마께 해드린 요리가 됐다.
엄마가 돌아가신 지 10년이 넘었지만 우리 집 냉동실 한편엔 그때 남은 녹두가 아직도 남아있다.
시간이 지나 냉장고도 바꿨지만, 그 녹두는 버릴 수가 없다.

녹
즙

녹즙 사전적 뜻 : 녹색 채소의 잎이나 열매, 뿌리 따위를 갈아 만든 즙.

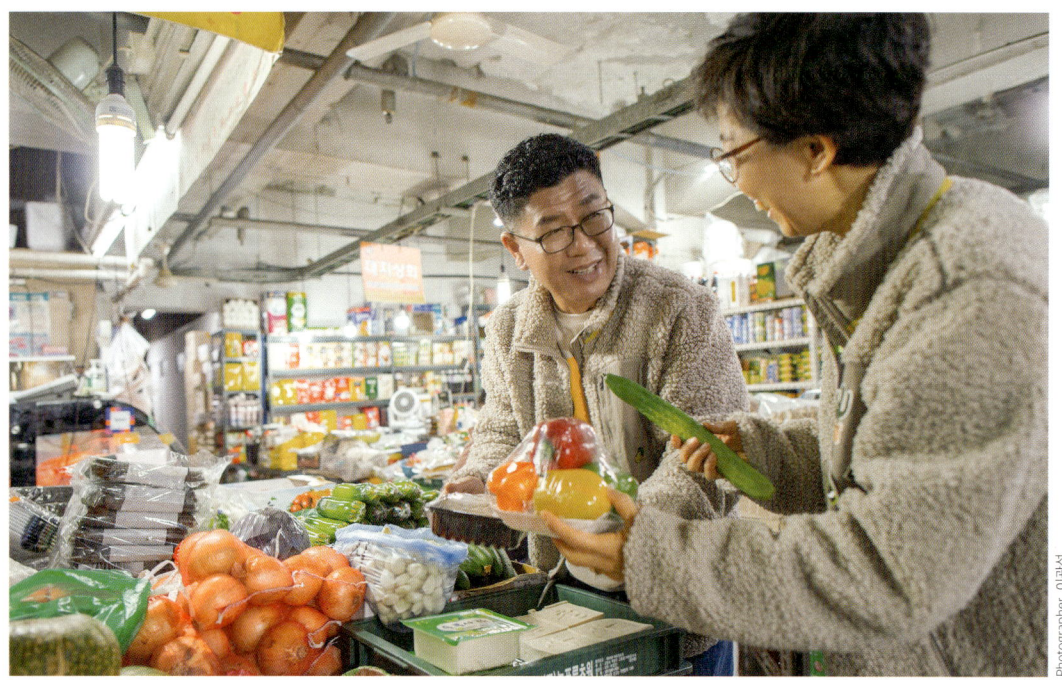

남편의 사랑.

띵동~!
오늘도 택배가 도착했다.
일주일에 두 번 우리집에는 유기농 채소가 배달된다.
한 번은 녹색 채소, 한 번은 당근과 비트.

띵동~!
맥주를 들고 남편이 퇴근했다.
일주일에 두 번, 남편은 배달된 채소를 씻는다.
중간중간 맥주로 목을 축이며…

쏴~~착!
담금주와 식초를 섞은 물에 채소를 씻은 후
녹즙기에 넣어 짠 첫 잔에 올리브유를 넣어 내게 권한다.
남편은 벌써 9개월째 이 일을 하고 있다.

9개월 전,
처음 녹즙을 짜주겠다며 채소를 씻던 남편은
싱싱한 채소를 빨래하듯 빡빡 치댔다.
비싼 유기농 채소를 걸레 조각으로 만들어 놓은 남편에게 화가 났다.
"하기 싫으면 싫다고 해! 비싼 채소 다 망가뜨리지 말고."
"어차피 녹즙기에 들어가면 쥐어 짜질거라, 깨끗이 씻을라고 치댔는데…"

처음에 어설펐던 남편은
이젠 채소를 씻고, 채에 바치고, 즙을 짜고, 뒷정리까지…
깔끔하게 마무리한다.
제법 녹즙 장인의 풍모까지 느껴진다.

이런 녹즙을 마시는 내가 어찌 건강하지 않을 수 있을까?
그래서 나는 오늘도 녹즙을 마신다.
아니, 남편의 사랑을 마신다.

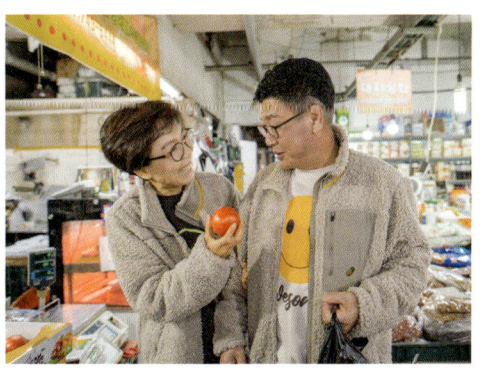

스 파 크

스파크 사전적 뜻 : 방전할 때 일어나는 불빛.

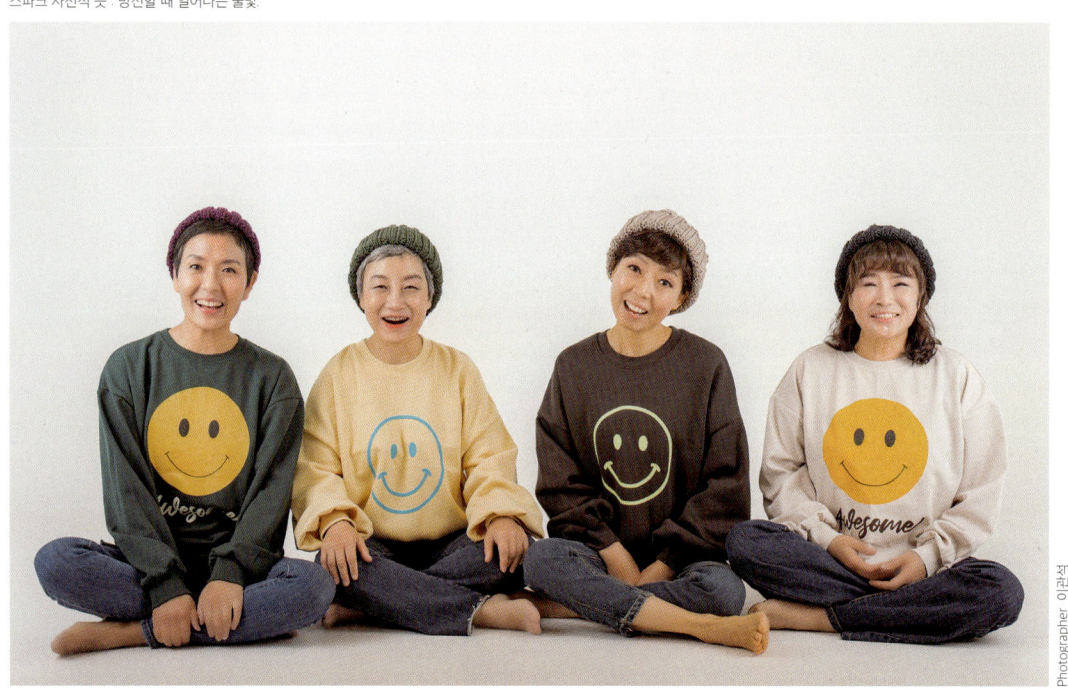

Photographer 이권석

세포를 움직이게 하는 웃음.

우리 몸의 세포는
핵과 미토콘드리아로 이루어졌다.
세포가 활발히 움직여야 건강하다.
그러기 위해선
세포의 엔진인 미토콘드리아의 수가 많아야 한다.
엔진이 크고, 연료가 충분하고, 산소 공급이 잘되고,
스파크가 일어나야 자동차는 잘 달린다.
미토콘드리아의 수가 많고,
영양이 충분하고, 산소 공급이 잘되고, 스파크가 일어나야
우리는 건강하게 살 수 있다.
미토콘드리아 수는 꾸준한 운동으로 늘릴 수 있다.
영양 공급은 건강한 먹거리로 하면 된다.
산소 공급은 단전호흡과 운동을 통해 할 수 있다.
그렇다면 스파크는 어떻게 일으킬까?
우리 몸의 스파크는 웃음이다.
즉, 즐겁고 행복한 마음~!

아무리 건강한 음식을 먹어도
아무리 열심히 운동해도
마음이 즐겁지 않으면
세포는 움직이지 못한다.
그래서 나는 오늘도 웃는다.

　　　　하 하 하
　　　　　　　　　　　히 히 히
　　　　　　　호 호 호

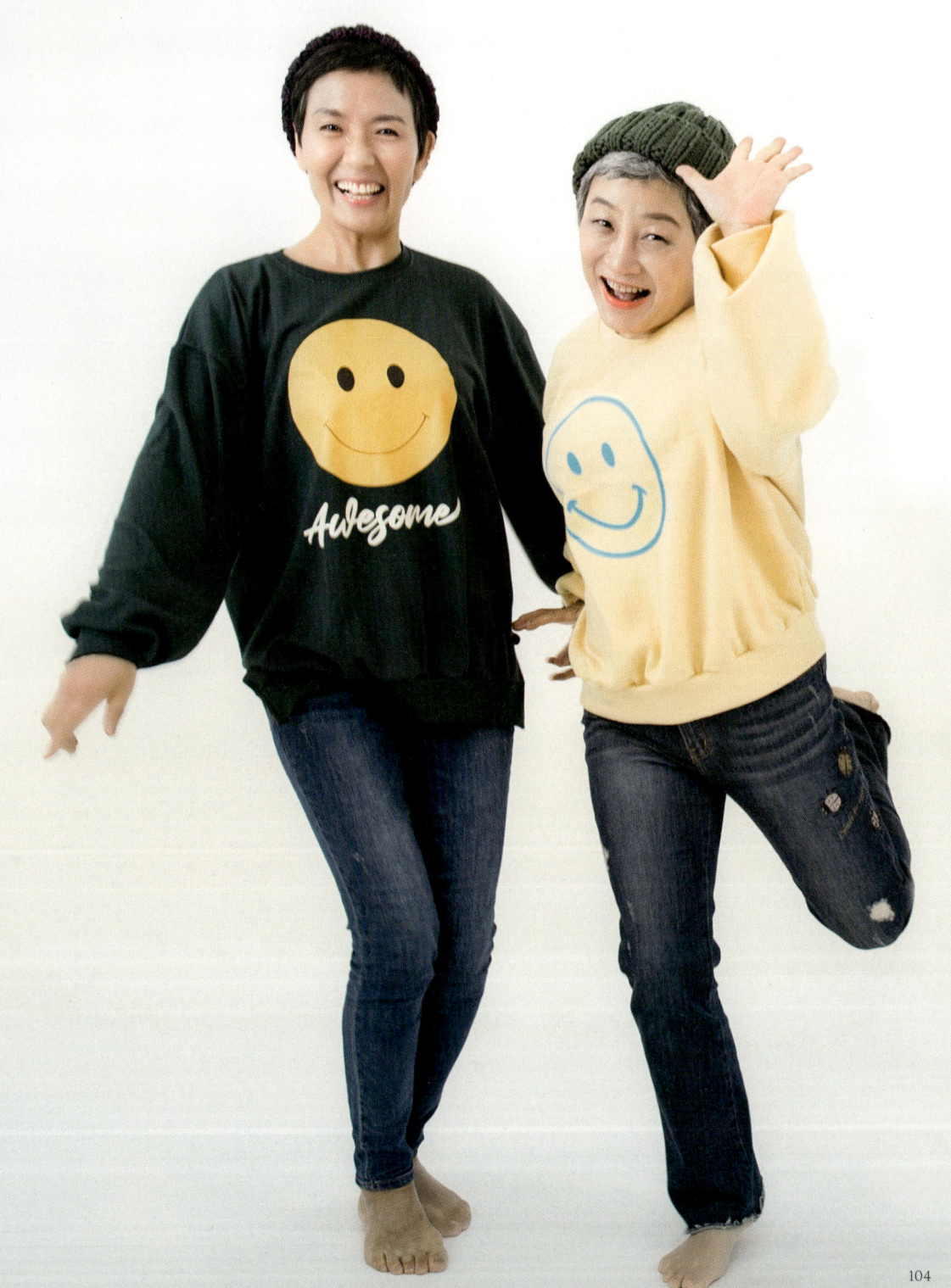

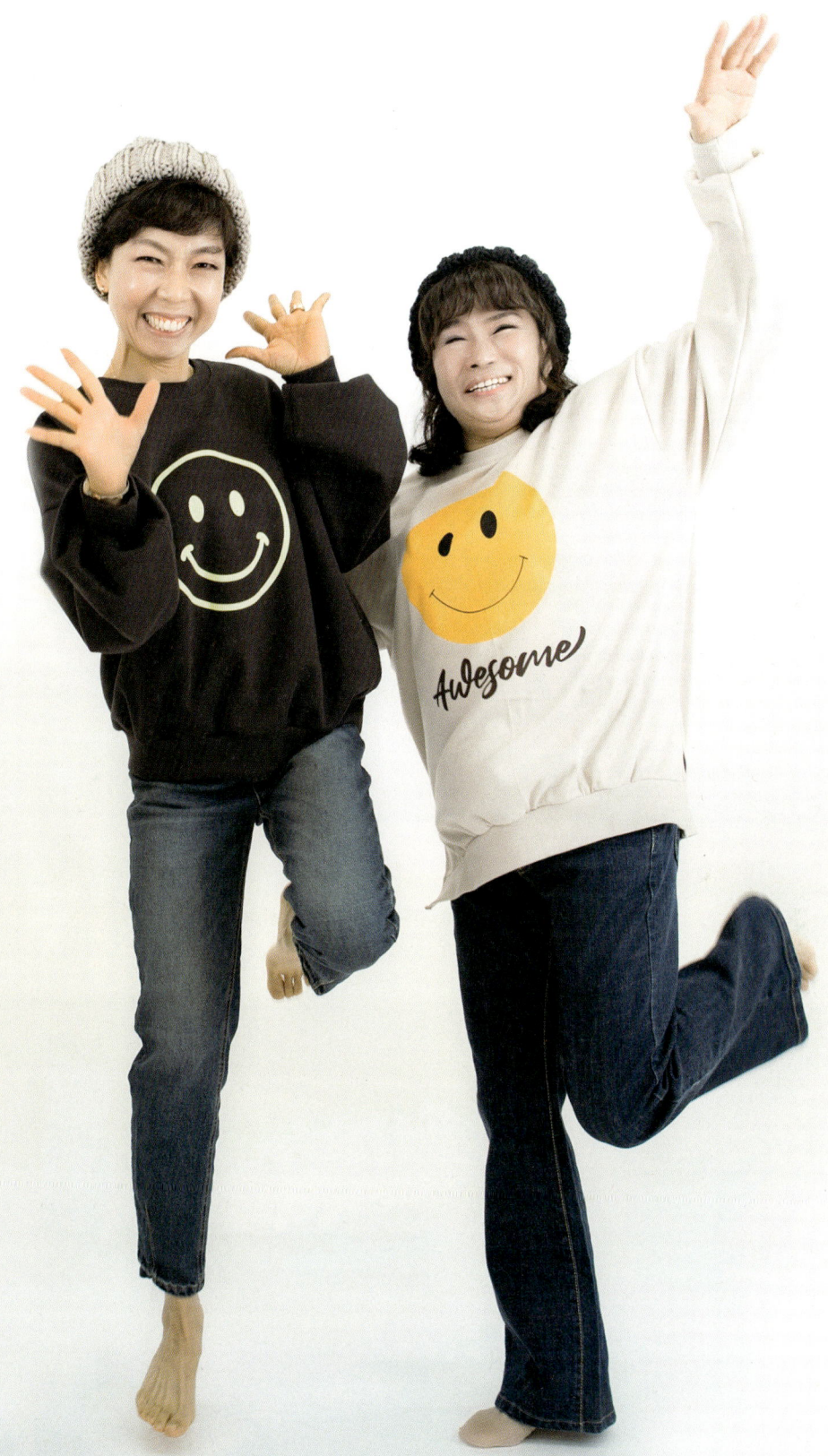

ⓘ 청량리의 시장들

강북 최대의 재래시장 단지

청량리역을 중심으로 형성된 전통시장이다. 6·25 한국전쟁 이후 경기도 북부 일원과 강원도 일대의 농민들이 생산·채취해 오는 농산물과 채소 및 임산물들이 옛 성동역과 청량리역을 통하여 몰려들었고, 이것들의 집산지로서의 공간이 필요해 만들어진 시장이다. 청과물, 수산물, 농산물, 건어물, 약재 등 음식 재료 중심의 시장으로, 서울에서 남대문시장 다음으로 큰 규모를 자랑한다.

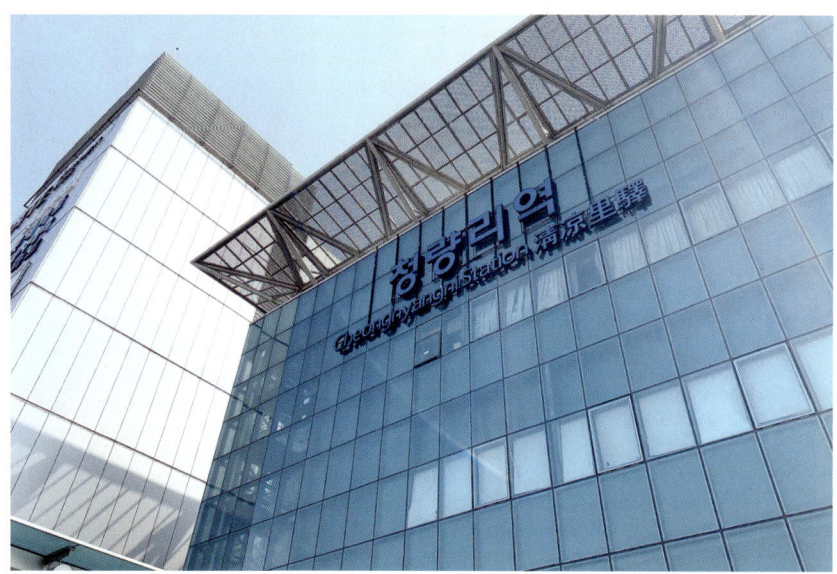

❶ 서울약령시

제기동과 용두동 일대에 있는 한약재 전문시장으로, 국내 한약재 거래량의 약 70%를 점유하는 곳이다. 1960년대부터 한약재를 취급하는 상인들이 전국 각지에서 청량리역을 이용해 모여들면서 자연 발생적으로 생겨났다. 한의원·한약방·한약국·한약재 도소매점·한약재수출업체·탕제원 등 1,000여 개의 한약 관련 업체와 노점상들이 운집하여 영업하고 있다.

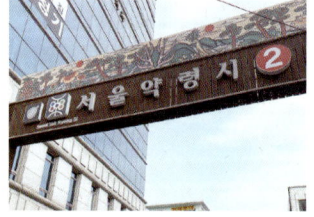

❷ 서울한방진흥센터

서울약령시 중심에 위치한 우리나라 최대 규모의 서울한방진흥센터다. 우리나라 전통 한옥의 멋을 살린 지하 3층, 지상 3층 건물에 보제원, 한방체험시설, 한방뷰티숍, 한방홍보존, 한방카페 등 다양한 시설을 갖춘 한의약 복합 문화 체험시설이다. 2층에는 한의약 관련 유물과 자료를 전시하는 전시실과 문화공간을 갖춘 한의약박물관이 있다.

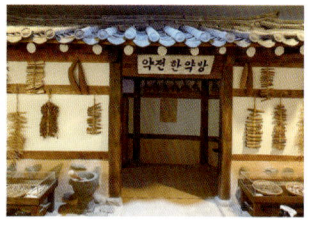

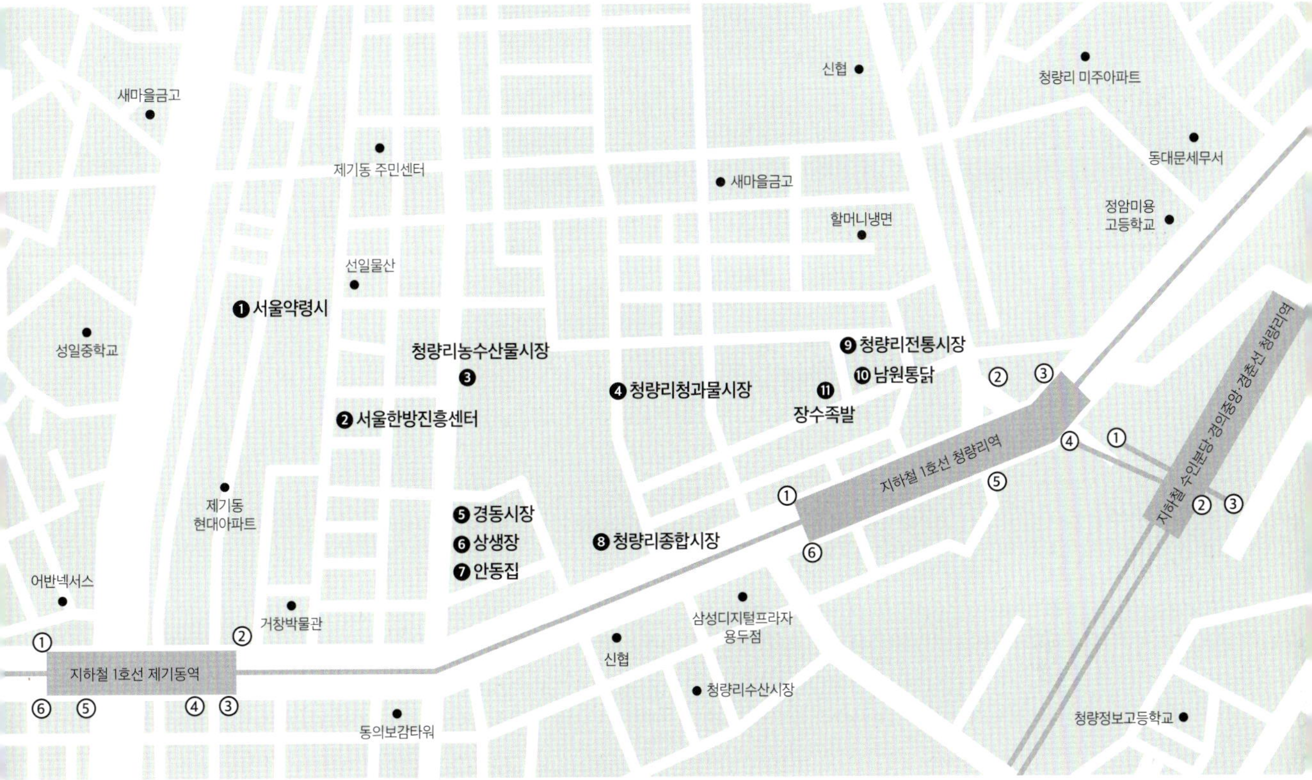

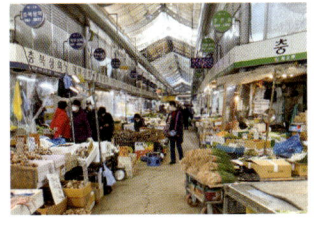

❸ 청량리농수산물시장

다양한 농산물은 물론 해산물까지 만나볼 수 있는 곳이다. 이 시장에 오는 사람들은 대부분 바퀴가 달린 가방을 끌고 오거나 배낭을 메고 온다. 이유는 싱싱하고, 싸고, 좋은 물건을 많이 사가기 때문이다. 이 시장의 특징은 한 가게에서 다양한 농산물을 팔지 않고, 마늘, 잎채소, 파, 버섯, 고추 등 채소들을 세분화해 전문적으로 판다는 것. 도매 시장도 함께 운영되는 곳으로, 정말 싱싱한 물건을 사고 싶다면 이른 시간에 방문하길 추천한다.

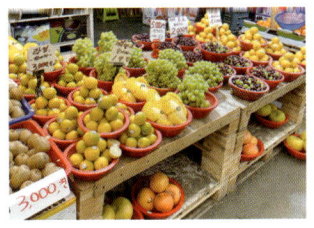

❹ 청량리청과물시장

청과물 도매를 주로 하는 시장이다. 말 그대로 과일들의 천국으로 소매도 가능하다. 시장 골목 가득 보기 좋고, 먹기 좋은 다양한 과일들이 탑을 이루고 있는데, 시장 곳곳에서 손님을 부르는 소리와 향긋한 과일 냄새, 바삐 움직이는 사람들의 모습까지, 사람 사는 맛이 나는 풍경을 지니고 있다. 약 70여 개의 점포가 4개의 구역으로 나뉘어 있으며, 전국에서 모여드는 청과물의 도매는 새벽부터 거래가 시작된다고 한다.

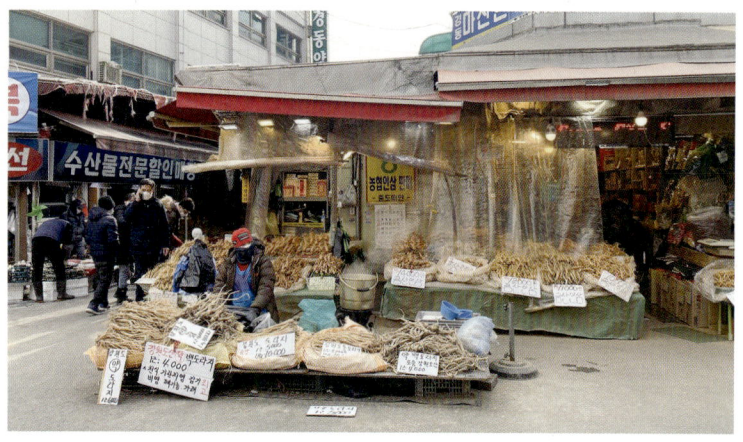

❺ 경동시장

강북 최대의 재래시장이다. 규모가 큰 만큼 파는 물건도, 찾는 사람도 많다. 채소와 나물, 고기, 생선·건어물·민물고기·젓갈 등의 수산물, 토종 열매를 포함한 과일, 약재, 버섯, 곡식, 한과, 생활용품 등 원하는 품목을 찾기만 하면 말 그대로 없는 게 없다. 이 시장의 또 다른 매력은 사람이다. 길을 몰라 두리번거리면 주변 상인들이 자기 일처럼 친절하게 길을 알려준다.

❻ 상생장

상생장은 함께한다는 '상생'과 시장 '장'의 합성어로, 공존하는 공간을 뜻한다. 상생장이 있던 곳은 본래 경동시장 상인들이 창고로 쓰던 공간이다. 오랫동안 방치된 곳에 젊은 상인들의 손길이 더해져 상생장이 됐다. 빵, 과자, 태국요리 등 재래시장에선 쉽게 만날 수 없는 식당과 카페 휴식공간을 품고 있어, 장보기 중 잠깐 휴식을 취하기 위해 들르거나 데이트를 즐기기에도 좋다.

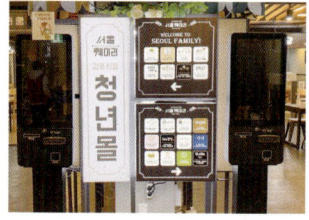

❼ 안동집

경동시장 신관 지하 1층 식당가에 자리한 국숫집이다. 이 집은 콩가루와 밀가루를 섞어, 찰기가 적고 고소한 면발이 특징인 안동식 국수를 판매한다. 이곳에선 국수를 주문하면 배추쌈과 기장밥을 먼저 내온다. 기장밥에 쌈과 된장을 함께 곁들여 먹으면 그 자체로도 일품이다. 국수는 적당한 온기를 품고 나오는데 소박하면서도 단정한, 격이 느껴지는 맛이다. 저렴하고 정직한 부추전도 추천한다.

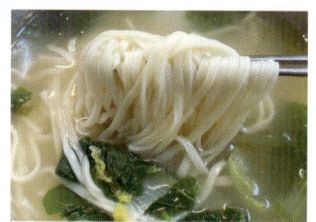

❽ 청량리종합시장

경동시장과 청과물시장 사이에 자리한 시장이다. 각종 견과류와 과일, 생선, 채소, 뿌리채소, 젓갈 등 다양한 식재료를 종합적으로 판매한다. 이 시장의 또 다른 볼거리는 시장 중앙의 노점상. 걷기엔 좀 불편하지만 곱게 쌓아 올린 메주부터 시작해, 고등어 자반, 미역 줄기 등 우리네 밥상에 빠질 수 없는 재료들을 한 물품씩 전문적으로 판매한다.

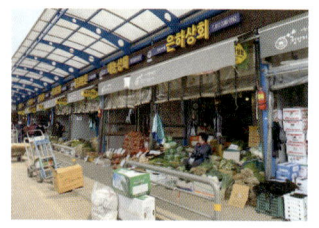

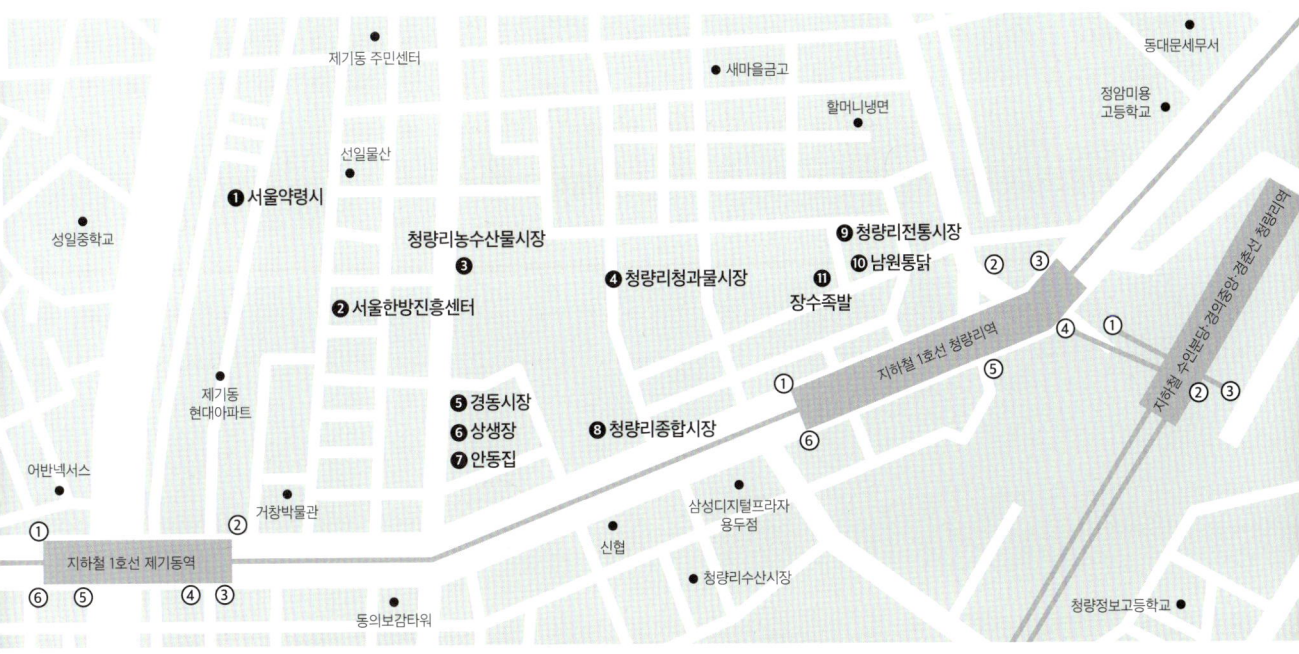

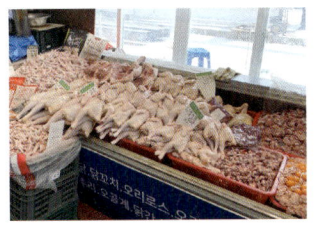

❾ 청량리전통시장

청량리의 거대한 시장 단지 한쪽에 자리를 잡은 시장이다. 시장 규모는 소박하지만 시장 입구에서부터 먹음직스럽게 삶아낸 족발집이 반기는 맛 골목이다. 이곳에선 다양한 족발집을 비롯해 토종닭, 노계, 폐계, 오리, 닭 부산물까지 닭에 관한 모든 것을 판매한다. 시장 한쪽에는 닭을 가마솥에 튀겨 파는 치킨집들도 여러 곳 있다.

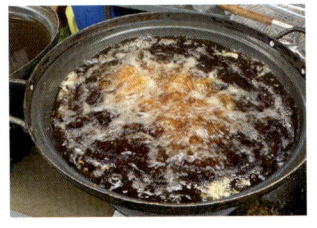

❿ 남원통닭

청량리전통시장의 통닭 골목에서 가장 인기 있는 곳이다. 50년 넘게 한 자리를 지키고 있는 곳으로 가마솥에서 고온의 기름으로 싱싱한 닭을 바로 튀겨낸다. 말 그대로 겉은 바삭하고 속은 촉촉한, 담백하고 고소한 치킨 맛을 자랑한다. 양도 어마어마하다. 이곳은 보통 치킨집(700g)과는 다르게 무려, 1,100g짜리 커다란 닭을 사용한다.

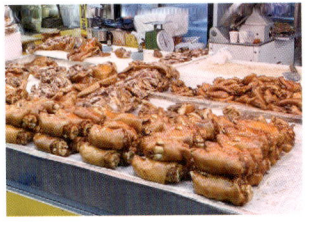

⓫ 장수족발

2대에 걸쳐 전통을 이어가고 있는 오래된 점포다. 이 집 족발의 특징은 냄새는 없고, 육질은 부드럽고, 느끼한 맛이 덜하다는 것. 또 여타 족발집들과 비교해 간이 순하고 담백하다. 족발 맛의 비결은 매일 신선한 고기를 사용한다는 것. 그래서 이 집 족발은 처음 맛본 사람은 있어도, 한 번 맛본 사람은 없단다. 프랜차이즈 족발집에 비해 저렴하게 맛볼 수 있는 것도 매력 포인트이다.

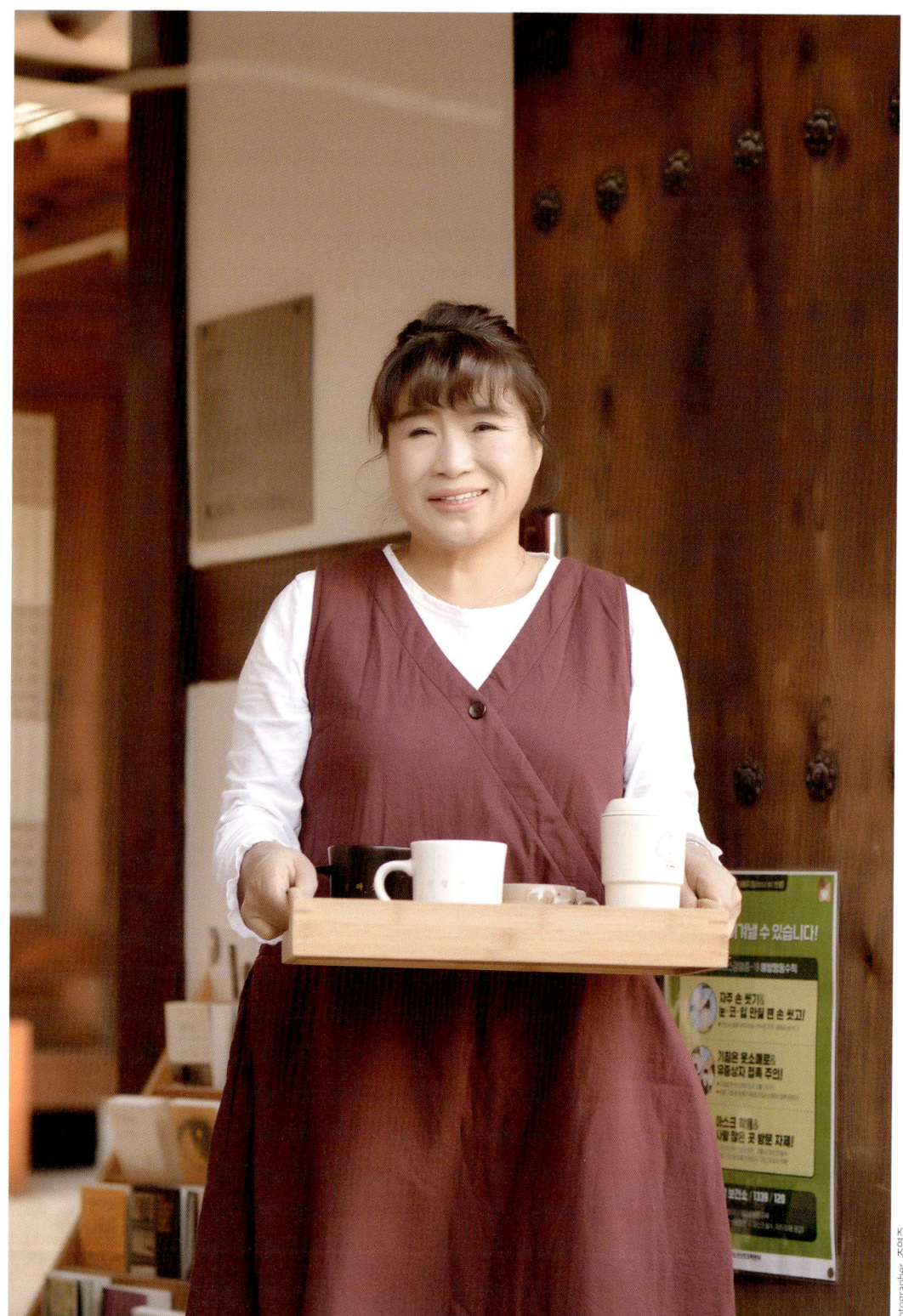

그의 과거

진 단 명 : 자궁내막암 1기
수술 일자 : 2016년 1월
치료 과정 : 자궁적출 후
         빈궁마마가 되어
         매년 확인증만 받으러
         다니고 있음.

그의 현재

수술 후 갱년기라는, 중2병보다
무섭다는 그 녀석과 함께
불면의 밤을 보내는 중.
매일 밤 창문을 열었다,
닫았다 하며…

그의 미래

행복해지고 싶다.
그래서 웃을 일이 많은,
웃음이 있는 곳에 꼭
함께하는 사람이 되고 싶다.

손맛으로 온기를 나누는 아미,
이 정 아

국
밥

국밥 사전적 뜻 : 국에 밥을 말아낸 음식.

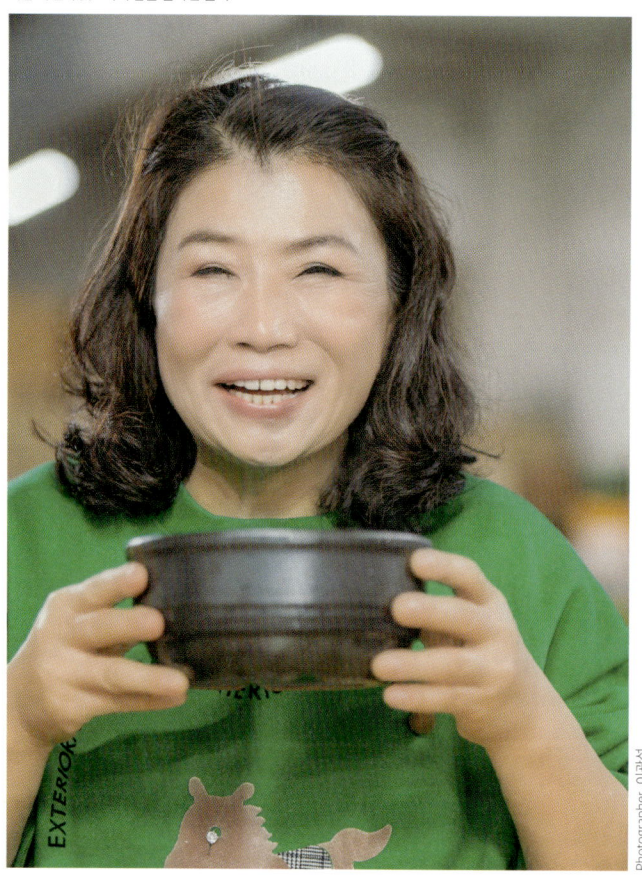

그리움.

가끔 뜨끈한 국밥이 그리울 때가 있다.
깔끔하고 세련된 식당의 국밥이 아닌
시끌벅적한 장터에서 여러 사람과 어깨를 부대끼며 먹는 국밥.
내가 국밥을 떠올린다는 건 마음의 허기가 찾아들고,
어린 시절의 배고픔이 떠오른 것이다.
어린 시절의 난 시골 장터에서 살았다.
그 시절, 나의 주머니는 늘 비어 있었고,
허기진 얼굴로 시장 이곳저곳을 기웃거렸다.
시장에서 늘 나의 발걸음을 잡는 곳은 돼지국밥집이었다.
커다란 가마솥 가득 펄펄 끓던 국밥의 온기는
그 시절의 나에겐 너무도 간절했다.
그 시절 쉬 먹을 수 없었던 그 시장 국밥을
이젠 가끔 혼자 찾아가 먹는다.
뜨끈한 국물에 밥을 말아 훌훌 넘기다 보면,
국밥의 뜨거움이 상처받은 내 마음을 달래고
어린 시절의 배고픈 나를 위로 하는 것 같다.
그래서 오늘도 난 시장에 가
땀을 한 바가지 흘리며 뜨거운 국밥을 먹을 것이다.

시
어
머
니

시어머니 사전적 뜻 : 남편을 낳아준 엄마.

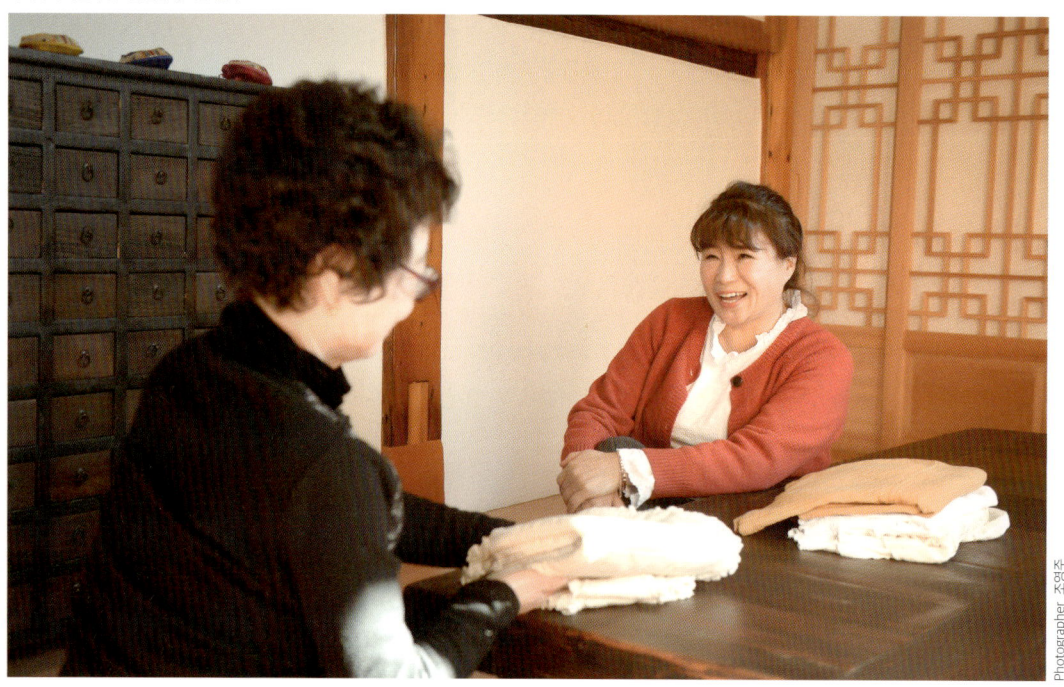

우렁각시.

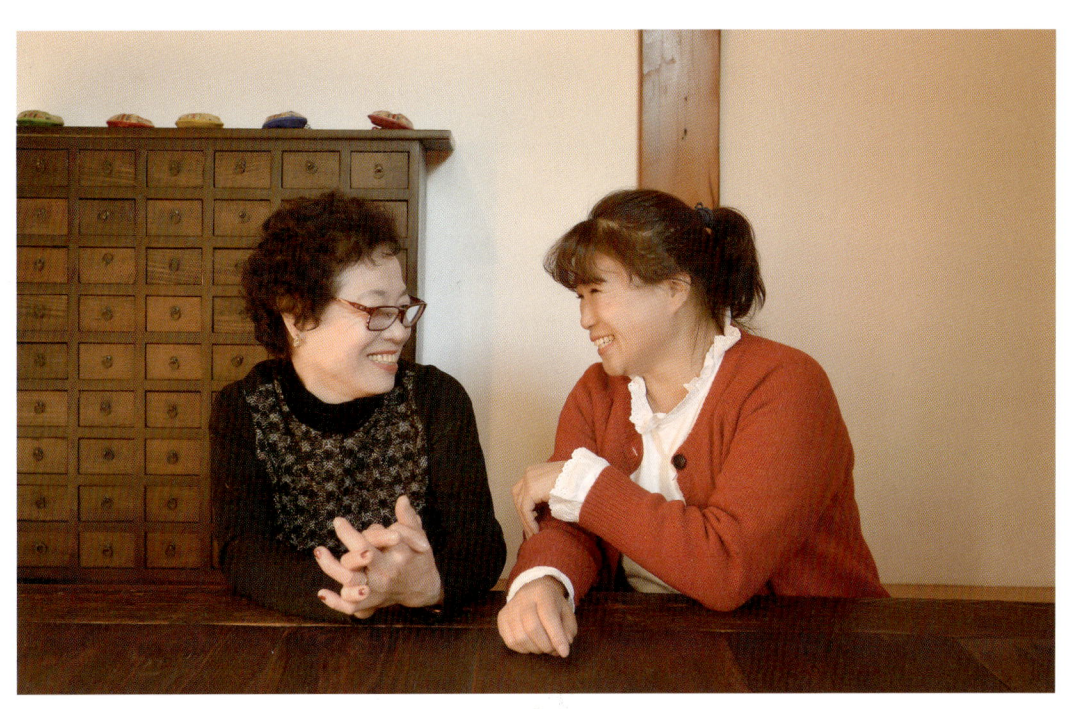

암으로 친정엄마를 잃은 나는
결혼하며 시어머니를 엄마라고 생각했다.

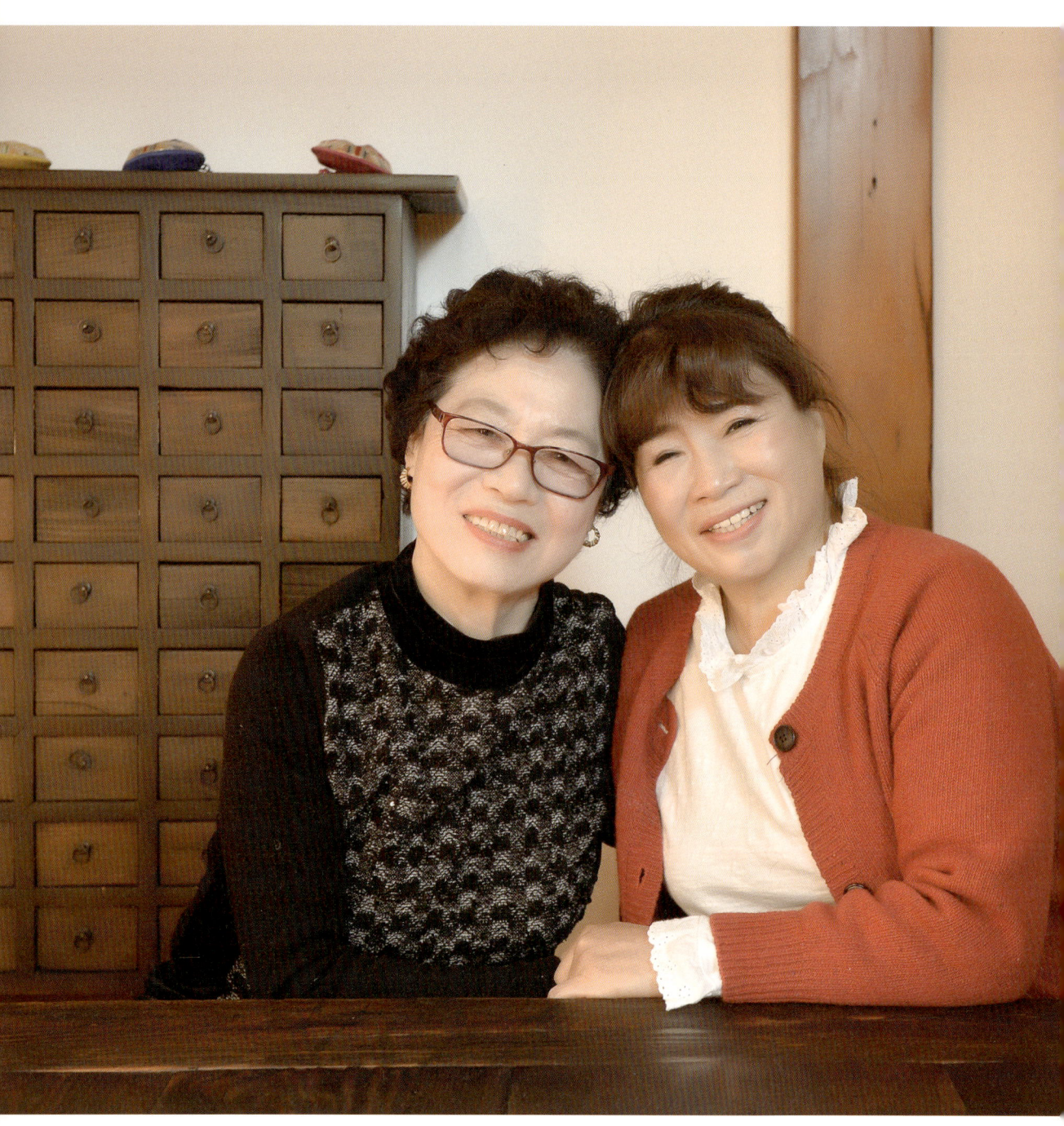

하지만 시어머니는 나와 생각이 달랐다.
'며느리가 어떻게 딸이 될 수 있냐?'며
'며느리는 며느리, 딸은 딸'이라 못 박으셨다.
서운함에 많이 울었고, 그로 인한 사건들은
어머니와 나의 가슴에 생채기를 남겼다.
그러던 어머님이 내가 아프고 난 뒤 변하셨다.
엄마보다 더 포근한 나의 우렁각시가 된 것이다.
요새 나의 우렁각시는 바쁘다.
빨래하고, 밥을 짓고, 반찬을 만들어 냉장고를 채우고,
일하는 며느리를 대신해 아이들도 보살피신다.
그리고 아주 가끔은 아들 흉을 보며 내 마음도 살피신다.
나에겐 없어선 안 될 나의 우렁각시…
난 암으로 내 인생 최고의 선물, 우렁각시를 만났다.

내려놓기

내려놓기 사전적 뜻 : 어떤 일이나 업무를 그만두다.

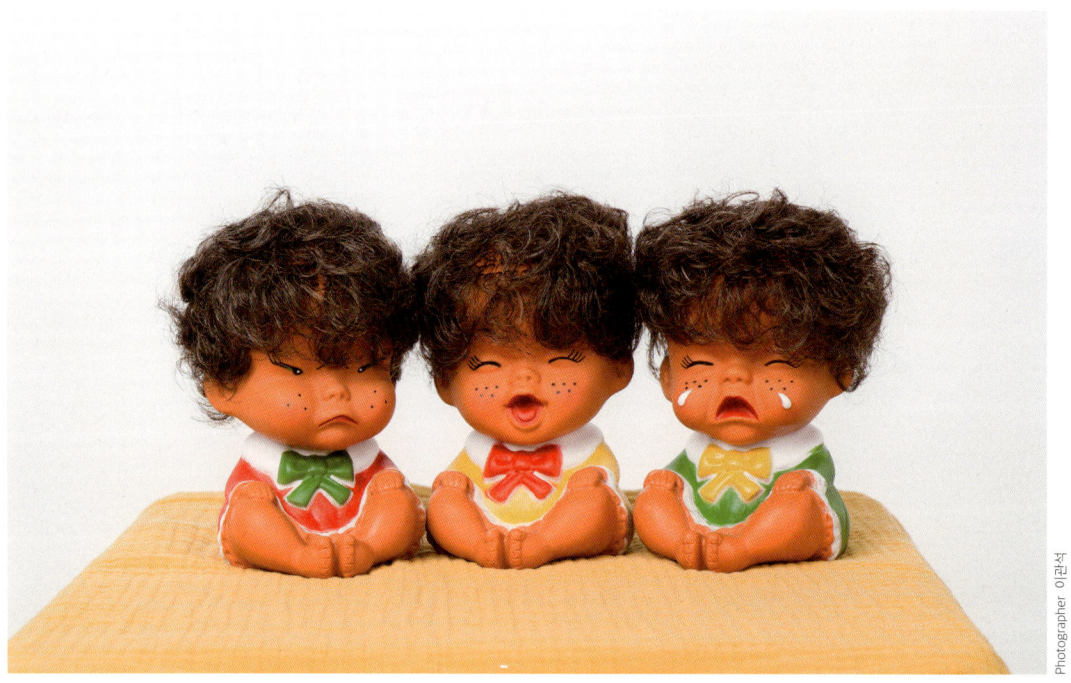

나의 아이들을 위한 마음.

아프고 난 후
삶에서 몇 가지를 내려놓기 시작했다.
그중 하나가 '남에게 아픈 말 하지 않기'다.
아픈 아이와 장애아 둘을 키우며
내가 들었던 가장 아픈 말이
"엄마가 그러니 네 아이가 아픈 거지"라는 말이었다.
그 말은 여전히 큰 가시가 되어 내 가슴에 박혀있다.
그래서 나는 누군가에게 상처 되는 말을 하지 않기 위해 애쓴다.
더 선하게 살아야지, 조금 손해 보더라도…
내가 착하게 살아야 아이들에게 좋을 거란 마음으로
나의 욕심을 수시로 내려놓는 중이다.
하지만 종종 나의 내려놓는 마음을 이용하려는 사람들이 다가선다.
그 순간 난 다시 휘청이고, 이기적으로 변한다.
그래서 오늘도 난 내려놓기를 연습 중이다.
나의 아이들을 바라보며.

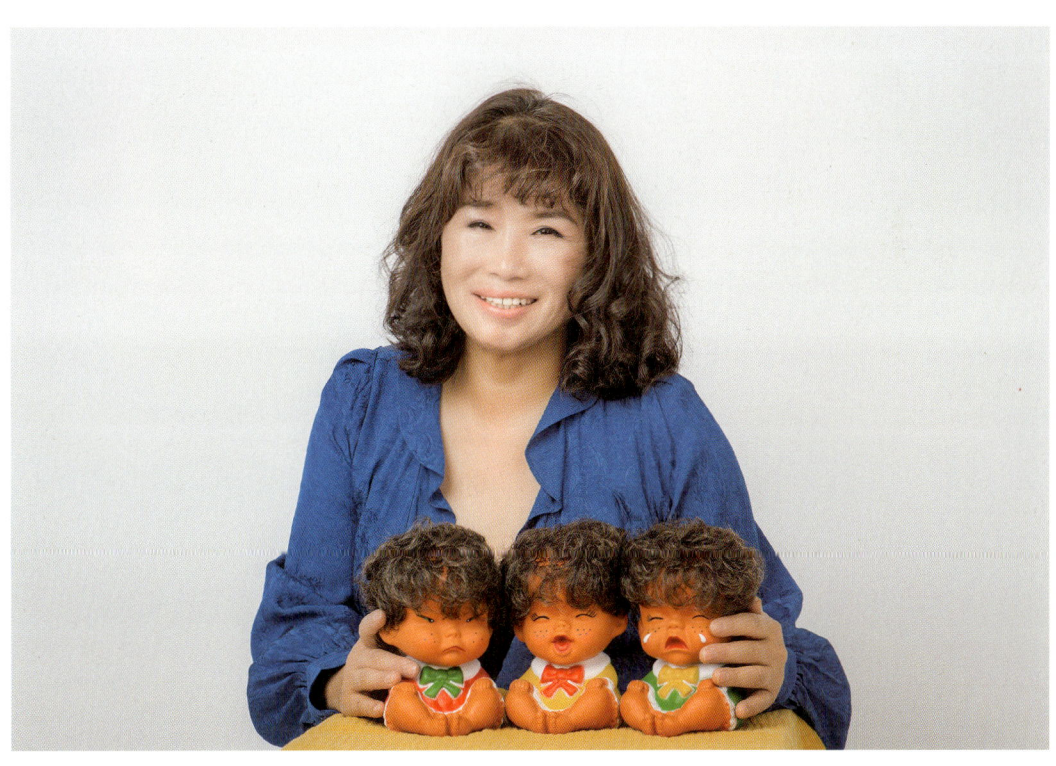

텃
밭

텃밭 사전적 뜻 : 집터에 딸리거나 집 가까이 있는 밭.

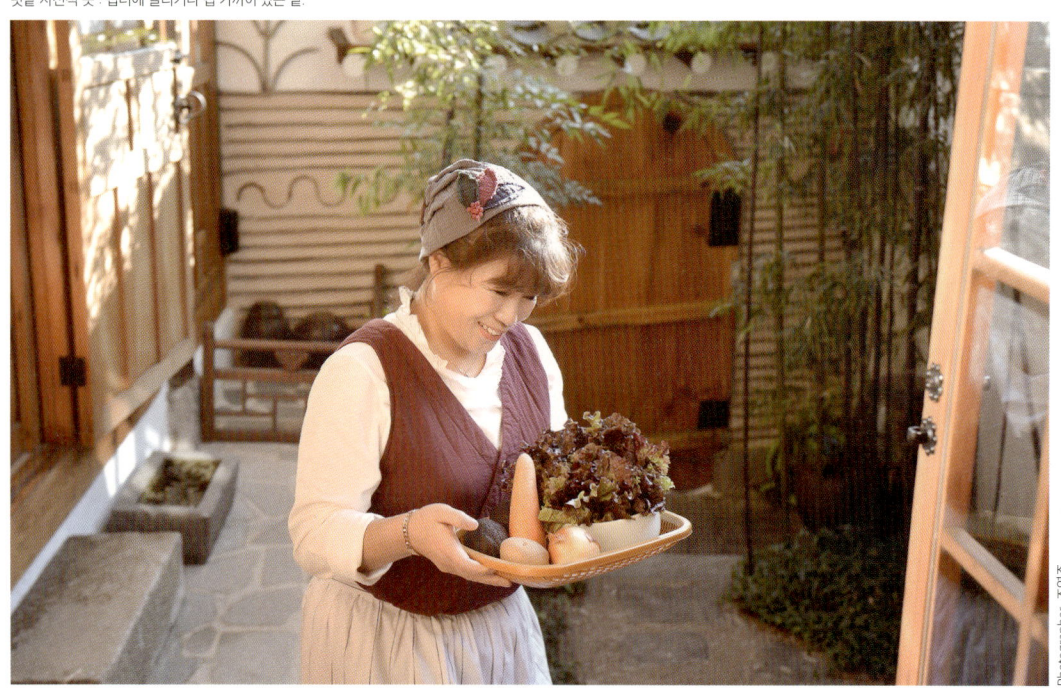

Photographer 조영주

내가 만든 작은 천국.

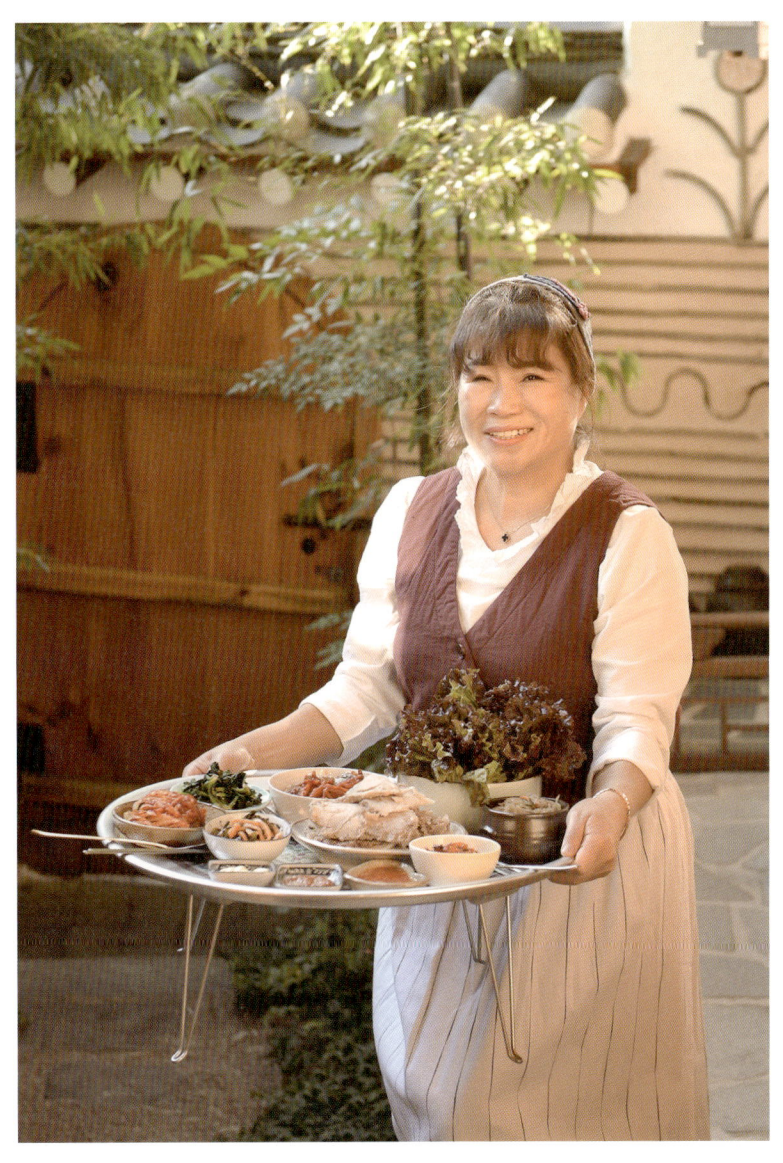

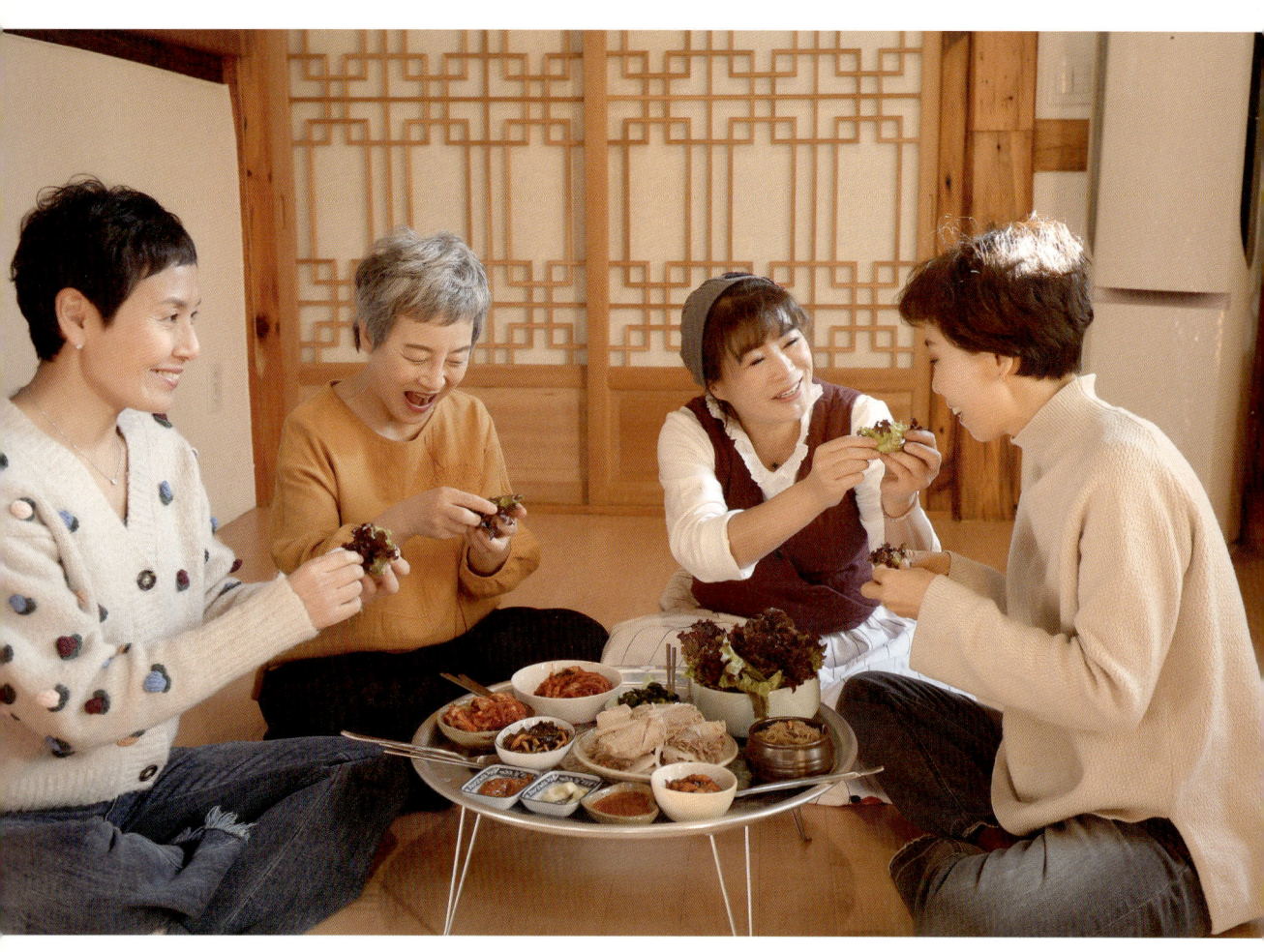

지금의 집으로 이사를 오면서
옥상에 텃밭을 가꾸기 시작했다.
사 먹는 것보다 더 맛있는 것도 같고
내 어린 시절의 따뜻한 기억들이
나를 부지런한 텃밭 주인으로 만들었다.

유년 시절 옆집 살던 정옥이네 텃밭은
우리들의 천국이었다.
참외, 옥수수, 토마토, 가지, 당근, 마늘, 감…
없는 것이 없던 그 텃밭은
우리들의 놀이터이자, 슈퍼였다.
그 시절 '나도 이런 텃밭을 만들겠다'고 다짐했다.

정옥이네 텃밭에 비할 바는 아니지만
상추와 방울토마토, 고추, 호박 등이
파들파들 자라는 우리 집 텃밭에도
그 시절의 동네 꼬마들이 모여들듯
사람들이 찾아든다.
한아름 뽑아든 채소에 활짝 웃으며
한 쌈 한 쌈에 마음을 나눈다.

정옥이가 그랬던 것처럼
오늘도 우리 집 텃밭은
이웃들에게 작은 천국이 되어가고 있다.

암

암 사전적 뜻 : 끝없이 분열하여 혈액이나 림프관을 통하여 다른 장기까지 전파될 수 있는 세포 덩어리.

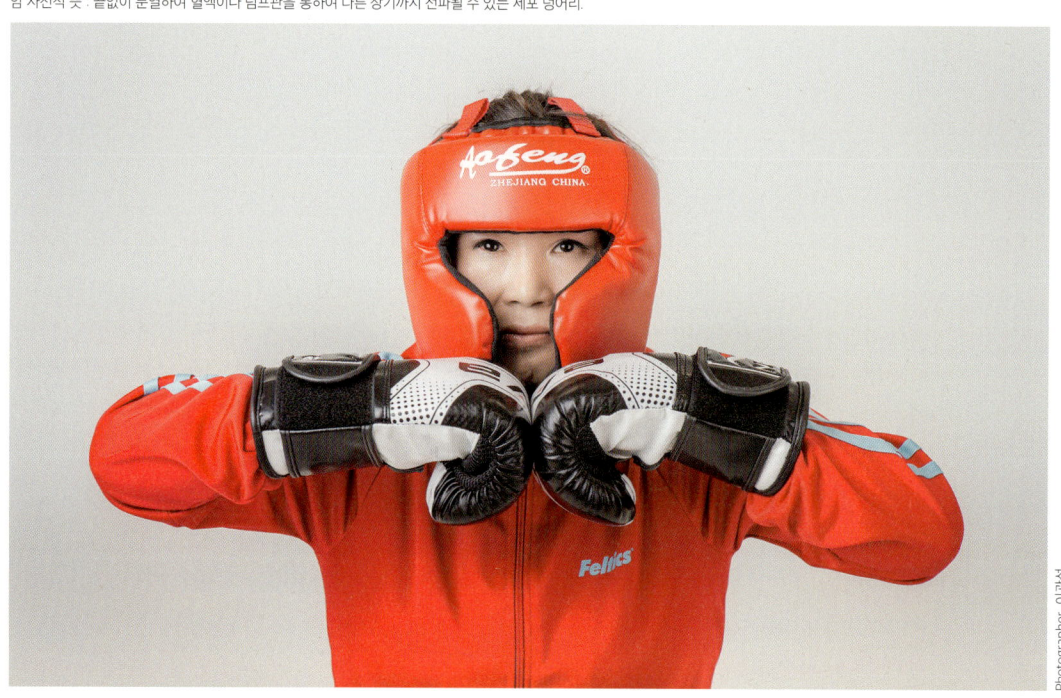

새로운 나.

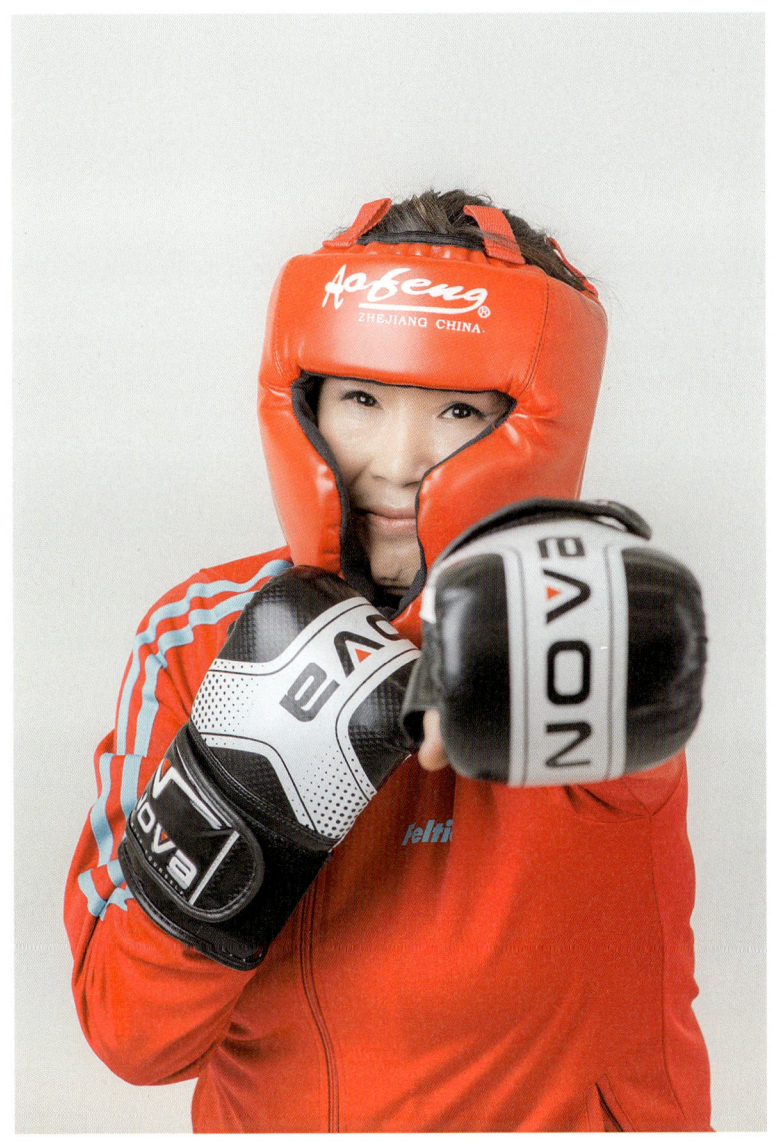

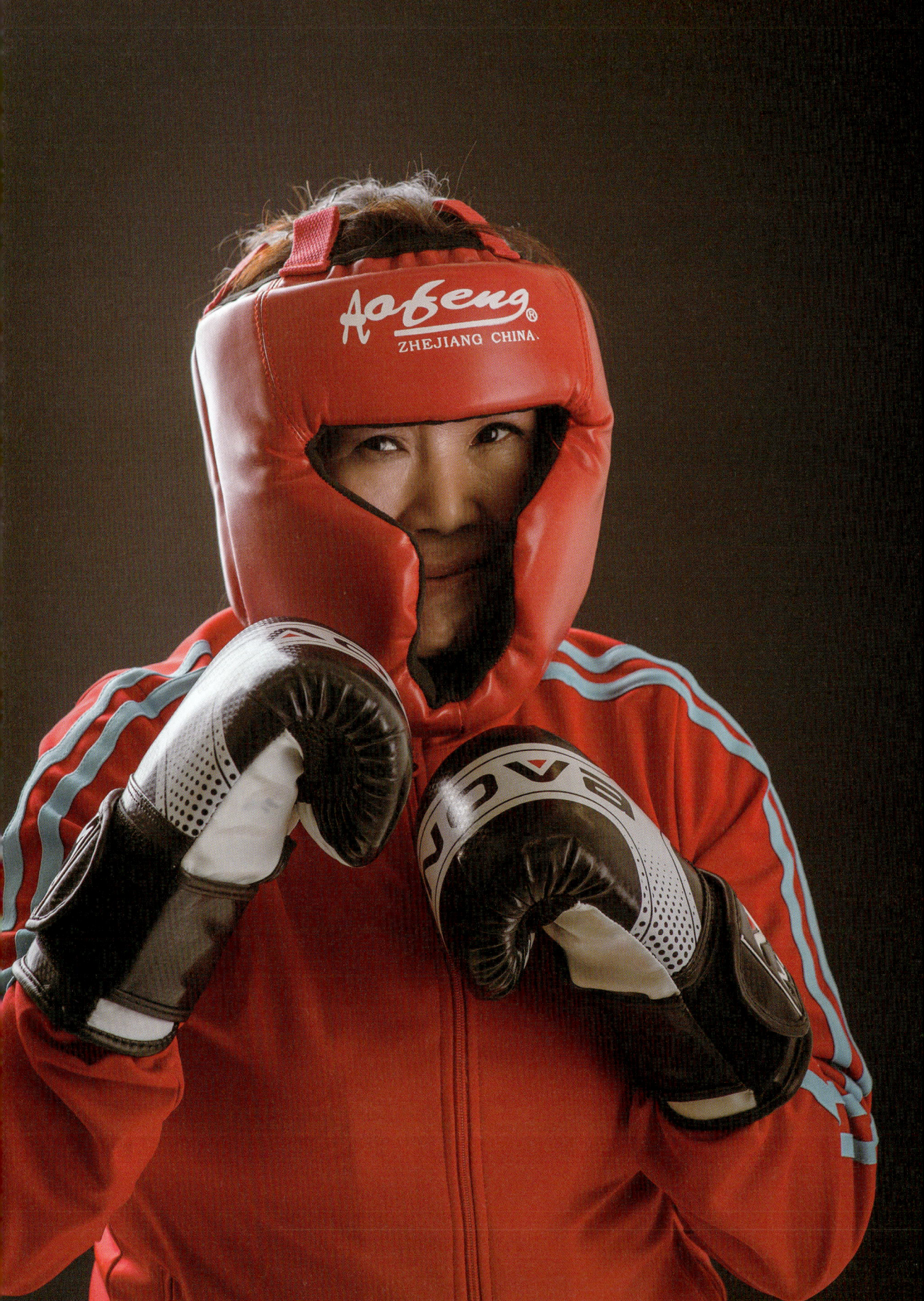

암은…
어린 시절의 나에게선 엄마를 데려갔고
20년 후엔 나보다 여섯 살 많은 오빠를 데려갔다.
그리고 10년이 더 흐른 후엔 나를 찾아왔다.
열 살짜리 막내아들을 옆에 두고
암을 진단받던 날,
주책없이 눈물이 터져버렸다.
그 옛날, 병원에서 돌아오지 못한 엄마가 생각났고… 겁이 났다.
생각보다 순조로웠던 치료 후
나는 암을 만나기 전과 많이 달라졌다.
무력하게 엄마와 오빠를 떠나보내야 했던 어린 소녀는
어느새 암이라는 이 녀석을 이겨보리라 마음 먹으며
오늘도 암이랑 맞짱 뜨며 잘살고 있다.

우쿨렐레

우쿨렐레 사전적 뜻 : 하와이에서 사용하는, 기타와 비슷한 작은 현악기.

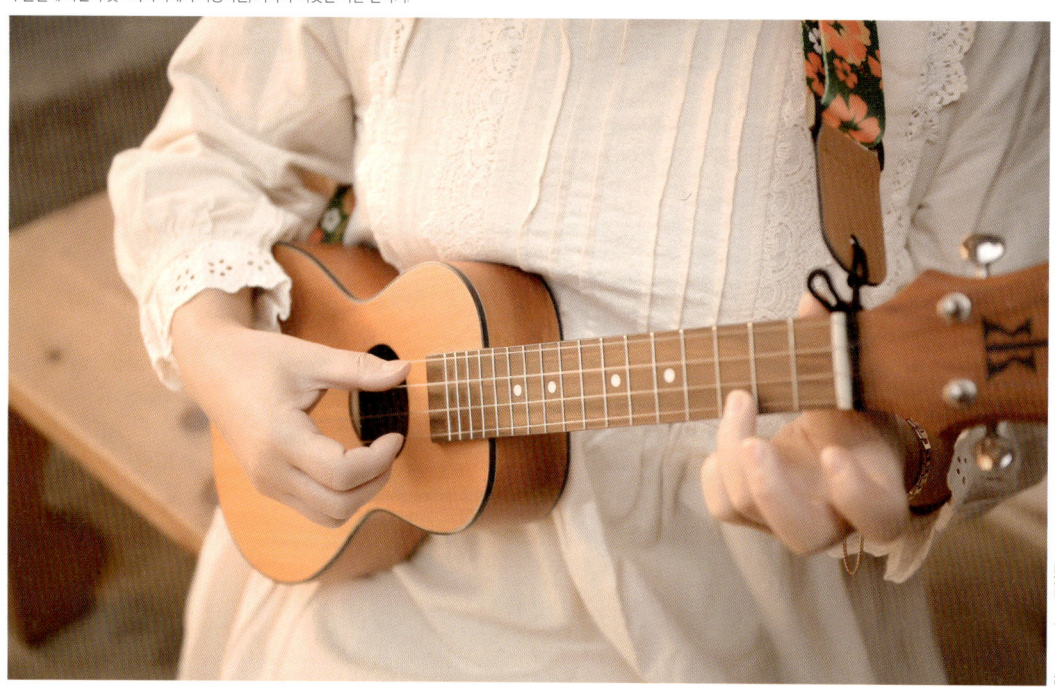

Photographer 조영주

나만의 시간.

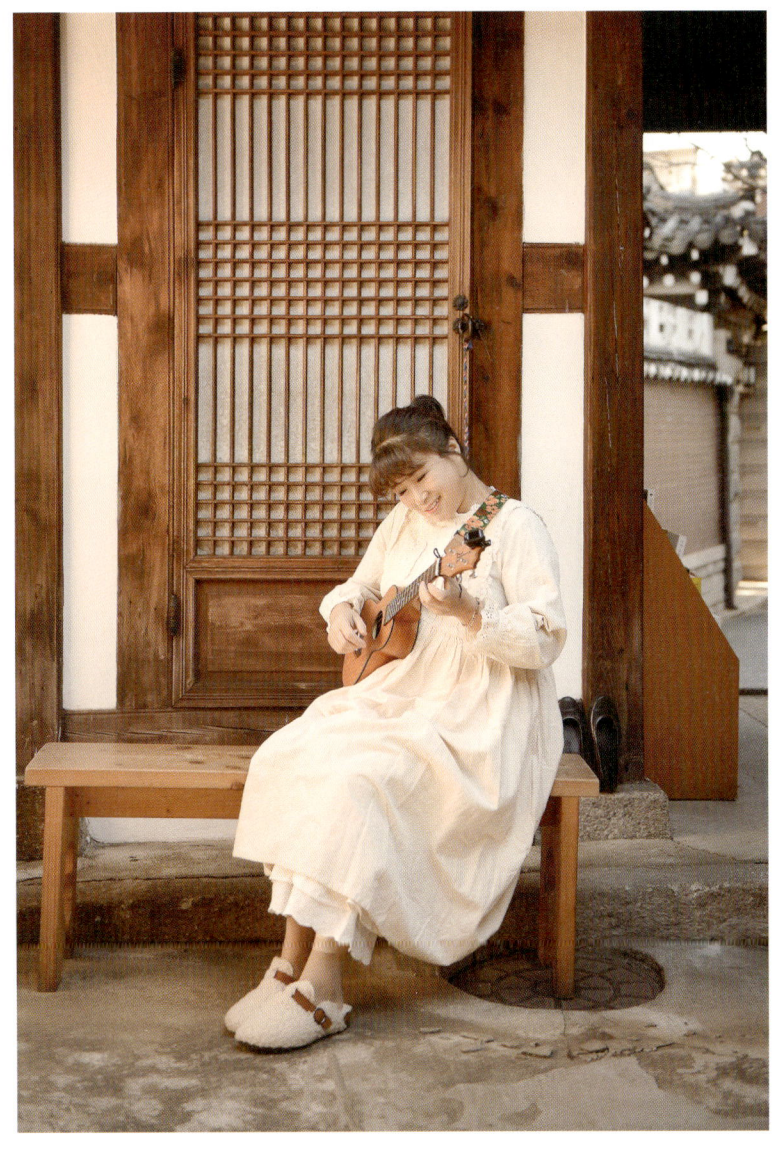

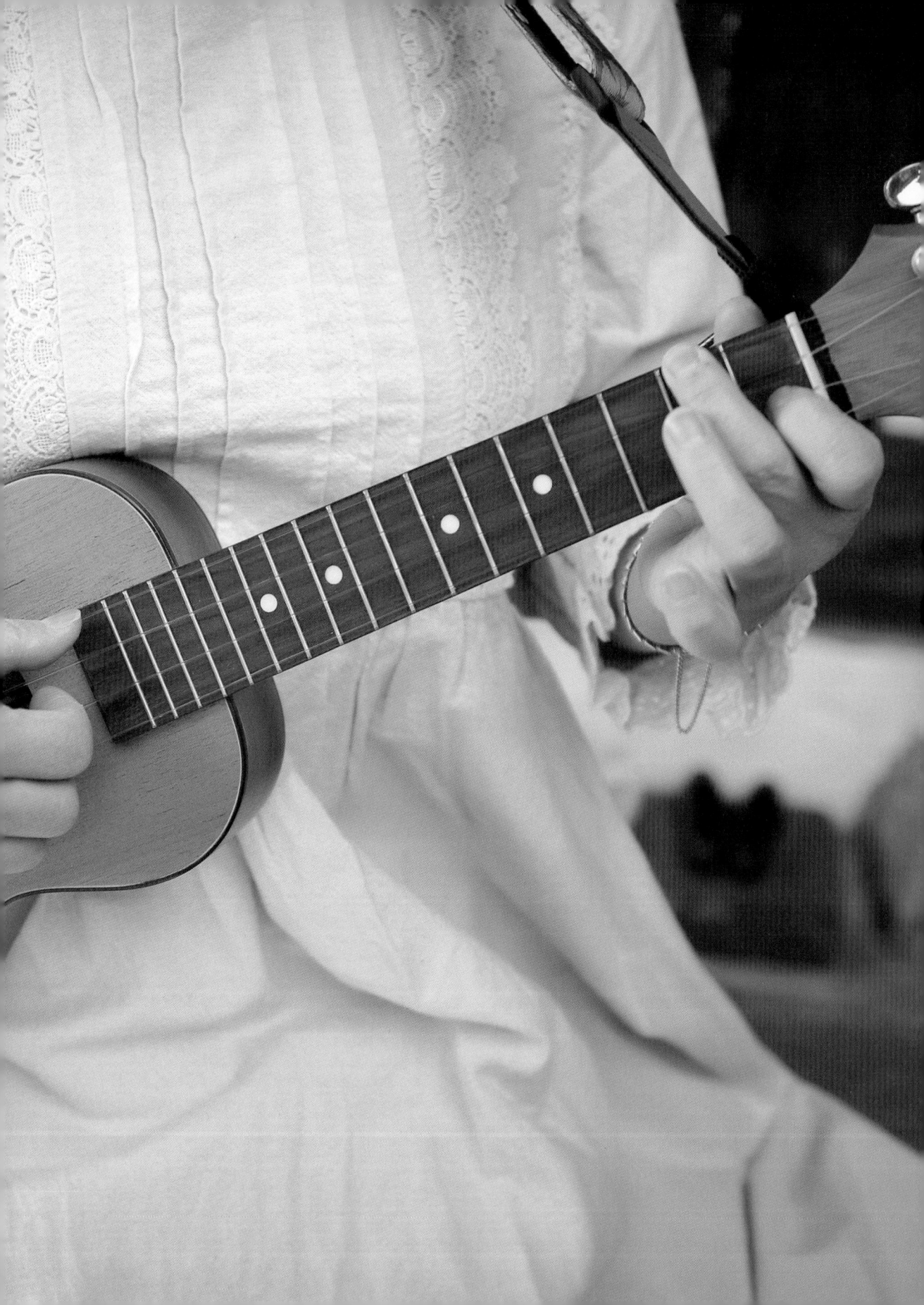

나에게 있어 '홀로서기'라는 단어는 낯설다.
'혼자만의 시간'을 즐긴다는 것 또한 무언인지
잘 모르겠다.
그런 나에게 우쿨렐레를 배우는 시간은
온전히 나만을 생각하는, 나만을 위한 시간이다.
온 신경을 손가락에 모아
네 개의 여린 줄을 튕기노라면
일상의 고단함도
아내, 엄마, 며느리라는 타이틀도 잊는다.
오로지 생각하는 것은,
나, 이정아와 내가 연주하는 우쿨렐레뿐.
물론 아직 나의 연주 실력은 수줍다.
원하는 소리도, 완전한 곡도 연주할 수 없다.
그래도 우쿨렐레를 배우는 시간이 즐겁고,
기다려지고, 계속하고 싶다.
일주일에 한 번,
온전히 나만의 시간을 즐길 수 있기 때문이다.

나만의 시간
소소한 홀로서기….
그것이 나에게는 우쿨렐레이다.

ⓘ 청계천의 시장들

청계천 물길따라 흐르는 시장의 풍경

서울의 한복판, 종로구와 중구를 흐르는 청계천을 따라가다 보면 세운상가를 시작으로 광장시장, 평화시장, 동대문종합시장 등 우리나라의 대표적인 시장들을 만나게 된다. 흘러가는 청계천 물길 따라 시장 풍경이 함께 흘러가는 청계천의 시장들을 소개한다.

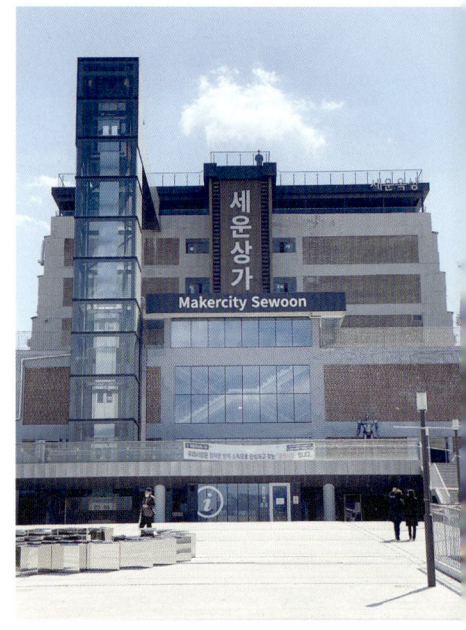

❶ 세운상가

1968년 '세계의 기운이 모이다'라는 뜻을 품고 만들어진 국내 최초의 종합 전자상가이다. 전기전자부품, 전기재료, 컴퓨터 반도체, 음향기기, 전자제품, CCTV, 오락기기, 노래방기기, 조명기기 등 다양한 전자 상품들을 만나볼 수 있다. 세운상가 9층 '서울옥상' 전망대에 올라서면 북쪽으론 종묘와 북한산, 돌아서면 남산이 한눈에 들어온다.

❷ 종로5가 약국거리

1950년대 형성된 최초의 현대식 약국거리이다. 이 중 1958년 개업한 보령약국은 종로4~5가 대로변에 약국거리가 형성된 연원으로, 60년대 초 '종로5가를 지나는 행인 다섯 중 하나는 보령약국 손님'이라는 말이 있을 정도로 종로의 빼놓을 수 없는 명물이다. 보령약국은 서울 미래유산이기도 한다.

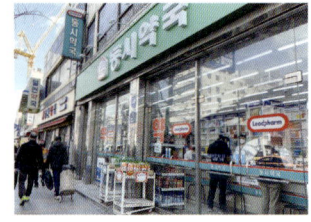

❺ 방산시장

비닐, 천 등을 원자재로 하는 포장재료 및 베이킹, 캔들, 천연비누 등의 재료를 전문으로 판매하는 상가가 밀집되어 있다. 시중보다 저렴한 가격에 재료를 구매할 수 있다.

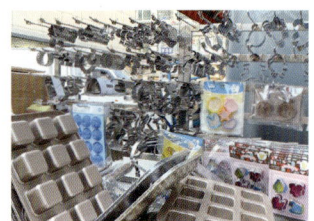

❸ 광장시장

한복, 커튼, 맞춤 양복 등의 직물류나 의류 상품을 주로 취급하는 시장으로 마네킹부터 원감, 완성된 옷까지 모든 것을 만날 수 있다.

❹ 신진시장

1952년 설립된 시장으로 국내 최대 의류 시장인 서울 동대문 패션상권 맞은편에 자리한 시장답게 책상 하나 크기를 가진 노상 수선집들이 모여 있다. 모두 30년 이상의 경력을 자랑한다. 신진시장에는 곱창으로 유명한 골목과 생선구이 골목도 있다.

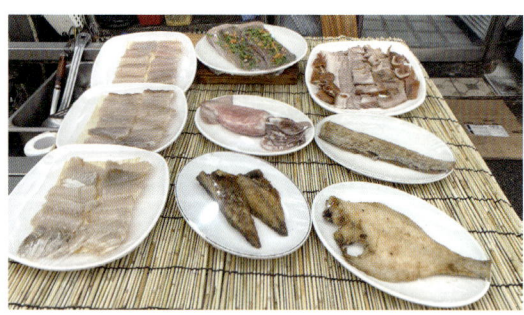

132

❻ 평화시장

1979년 문을 연 이후 줄곧 패션의 메카를 지켜 온, 전국 최대 규모의 의류 전문 도매 상가이다. 평화시장은 청계천을 따라 흐르듯 평화시장, 신평화, 청평화, 동평화시장이 길게 늘어서 있다.

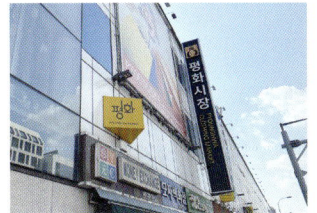

❽ 동대문종합시장

의류 재료인 원단부터 의류 부자재, 액세서리, 단추, 레이스 장식 등과 일부 혼수품을 파는 대규모 전문시장이다. 이곳에서 가장 놀라운 풍경은 시장 앞을 장식한 새까만 오토바이들의 행렬이다.

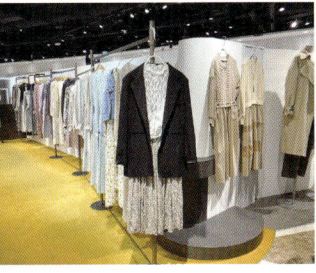

❼ 동대문패션몰

1990년대 후반기에 형성된 패션몰 타운이다. 두타, 밀리오레, 헬로APM과 같은 패션 전문 복합쇼핑몰들이 속속 문을 열면서, 다양한 이벤트와 젊음이 넘치는 문화, 관광 해방구의 역할을 하고 있다.

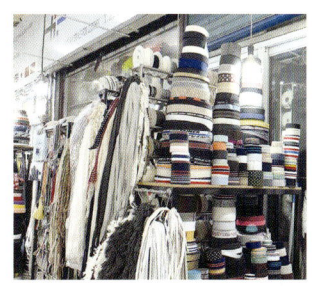

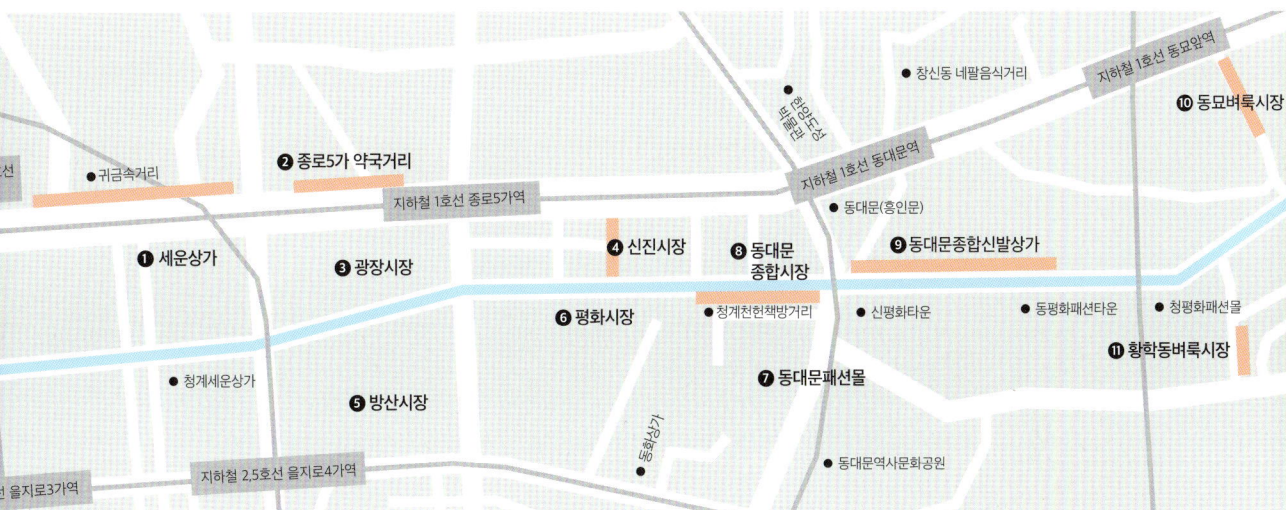

❾ 동대문종합신발상가

예스러운 분위기의 재래시장으로 청계천 북쪽으로 4개의 건물이 이어져 있다. 공장 직영 상가들로 시중보다 저렴한 가격에 다양한 신발을 구매할 수 있다.

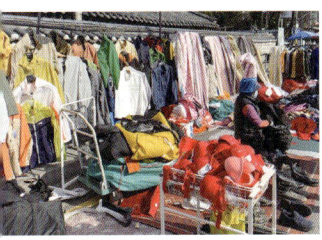

❿ 동묘벼룩시장

'중장년들의 홍대 거리'라 불리는 곳으로 동묘공원 담벼락을 따라 펼쳐진 시장이다. 평일에는 약 300개, 주말에는 약 600개 정도의 좌판이 선다. 좌판에는 골동품, 중고 옷과 신발, 헌책, LP판, 카세트테이프, 타자기, 식기, 중고가전, 도자기, 카메라, 엽전 등 추억을 자극하는 물건들이 한가득 진열돼있다. 굳이 물건을 사지 않고 구경만 해도 충분한 재미가 있다.

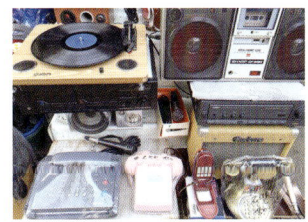

⓫ 황학동벼룩시장

과거엔 골동품과 고미술품을 파는 시장이었으나 이젠 중고 가전제품이나 주방용품, 오래된 담배와 LP판을 파는 가게들만이 주로 남아 있다.

ⓘ 광장시장

씹고, 뜯고, 맛보고, 즐기는 먹자골목

서울의 상징인 종로, 이곳에서도 오래된 길을 따라 종로4가, 종로5가를 거치면 '대한민국 먹자골목 1번지'로 불리는 광장시장이 나온다. 빈대떡과 막걸리, 손칼국수를 비롯한 다양한 '명물'을 맛볼 수 있는 이곳은 365일 식객들의 발길이 끊이지 않는다.

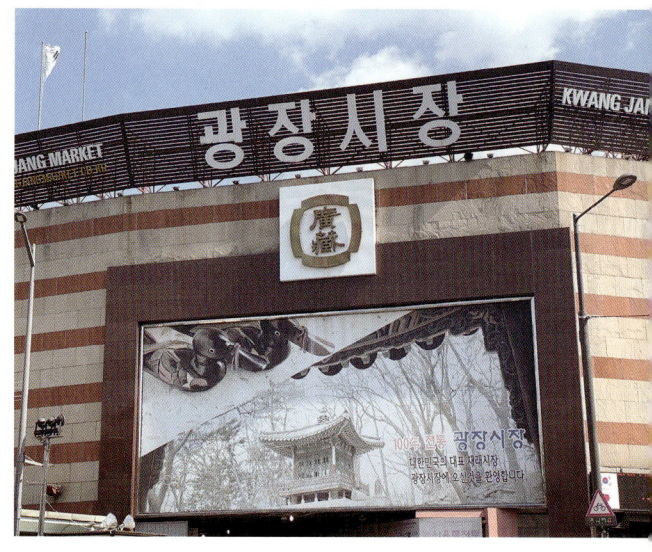

❶ 원조누드치즈김밥
광장시장 상인들 사이에 소문난 김밥 맛집이다. 식당이 아닌 노점에서 판매되는 이 집의 김밥은 달걀지단, 게맛살, 치즈, 당근, 단무지, 어묵 등 김밥의 필수 재료들이 빠짐없이 들어간 누드김밥에 마요네즈에 버무린 참치를 얹어서, 비빔잡채와 함께 곁들여 먹는 것이 정석이다. 특히 간장에 절인 양념 고추를 얹어 먹으면 금상첨화다.

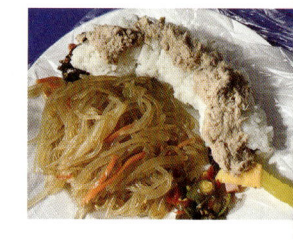

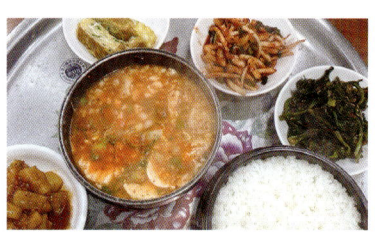

❷ 승우네식당
시골 할머니가 해주시던 추억의 맛이 떠오르는 집이다. 식당으로 들어서면 테이블은 달랑 다섯 개. 하지만 안쪽을 보면 광장시장 상인들의 단골집답게 켜켜이 쌓인 동그란 배달 쟁반들이 보인다. 이 집의 대표 메뉴는 6,000원짜리 우거지찌개. 주문하면 찌개와 함께 바로 뚝배기에 밥을 지어 내준다.

❸ 육회골목
광장시장 먹거리 골목의 샛길로 들어서면 5~6개의 육회 가게가 모여 있는 육회골목이 나온다. 신선한 육회를 저렴한 가격에 맛볼 수 있는 곳으로, 이 골목의 육회는 국내산 육우를 사용해 부드러운 식감과 신선함을 자랑한다.

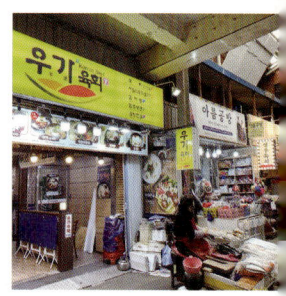

❹ 은성횟집
이곳의 상호는 횟집이지만 회는 없고, 대구매운탕을 전문으로 파는 식당이다. 이 집의 매운탕은 미리 끓여서 나오는 것이 특징으로, 처음부터 양념을 넣고 푹~ 끓여낸다. 매운탕에는 큼지막한 대구 살과 귀한 대구 창자, 국물 맛의 핵심인 민물 새우가 들어있어, 말 그대로 국물이 끝내준다.

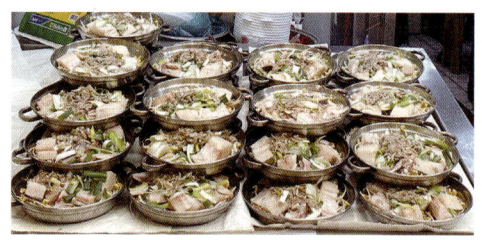

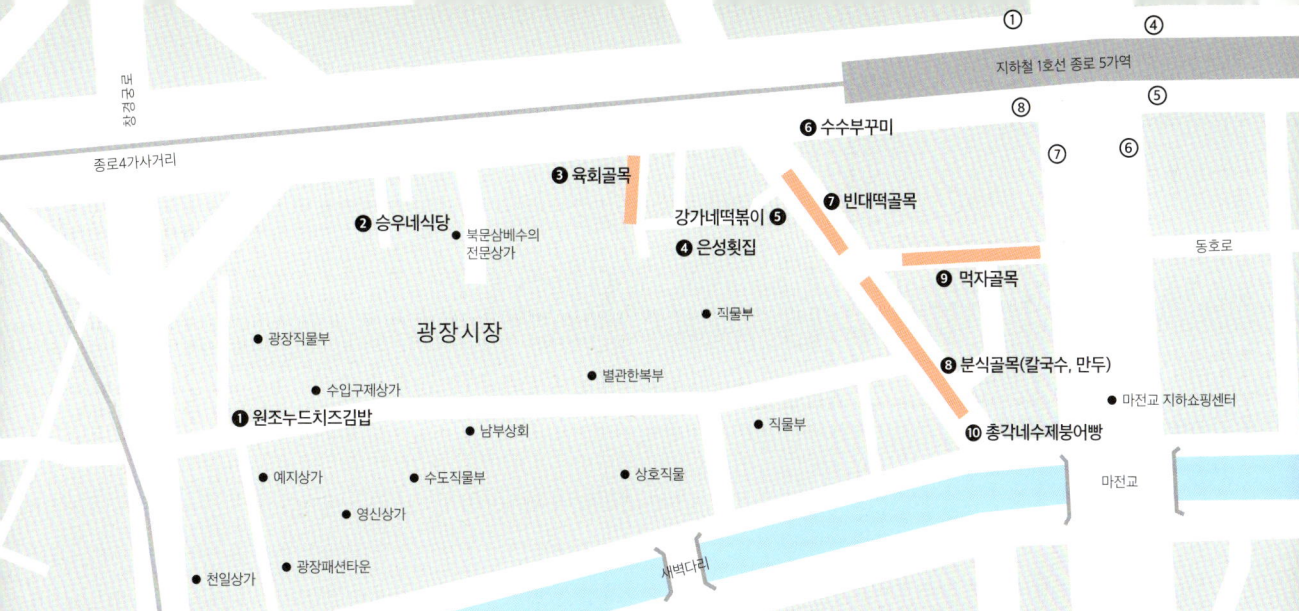

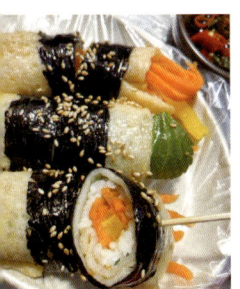

❺ 강가네떡볶이

부산 스타일의 물떡으로 만든 떡볶이와 어묵말이김밥이 유명한 집이다. 특히 떡볶이의 비주얼이 심상치 않은데, 도톰하고 길쭉한 가래떡을 자르지 않고 끓여낸 후 먹기 좋은 크기로 잘라 양념을 올려 낸다. 새빨갛고 진득한 양념은 보기보다 맵지 않고 떡과 잘 어우러진다. 어묵말이김밥은 어묵으로 김밥 속 재료를 돌돌 만 후 반만 김으로 덮어 감싼 김밥으로, 쫄깃한 어묵의 치감과 김밥의 조화가 별미다.

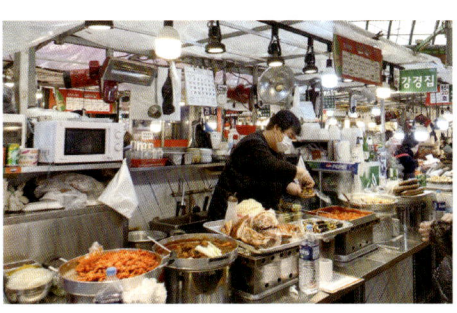

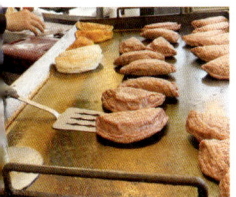

❻ 수수부꾸미

광장시장 북2문 입구에서 고소한 기름 냄새를 풍기는 수수부꾸미 맛집이다. 수수부꾸미는 찹쌀가루와 쌉싸래한 수숫가루를 뜨거운 물로 익반죽해 달콤한 팥소를 넣어 반달 모양으로 기름에 지진 떡이다. 맛은 담백하고 고소하다.

❾ 먹자골목

광장시장 동문으로 들어서면 바로 먹자골목이 시작된다. 이 골목에서 가장 인기 있고 많이 팔리는 메뉴는 마약김밥과 팔뚝순대. 단무지와 가늘게 썬 당근을 넣어 만든 마약김밥은 겨자소스에 찍어 먹는 것이 특징으로, 중독성이 강해 '마약김밥'이라 이름 붙여졌다. 이 골목의 순대는 사람 팔뚝만 하다고 해서 '팔뚝순대'라 부른다. 광장시장에서는 순대를 주문하면 수육이 함께 나온다.

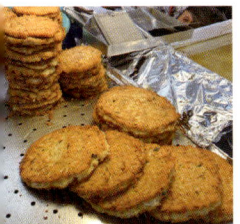

❼ 빈대떡골목

이 골목을 지나노라면, 눈·코·입·귀가 즐겁다. 어느 집이든 주저앉아 빈대떡을 주문하면 뜨끈한 빈대떡을 양파간장과 함께 내어준다. 기름에 지글지글 튀기듯 부쳐낸 빈대떡은 겉은 바삭, 속은 촉촉한 식감이 특징으로, 같이 내주는 양파간장을 곁들여 먹으면 느끼함 없이 즐길 수 있다.

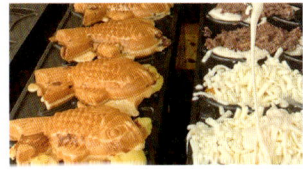

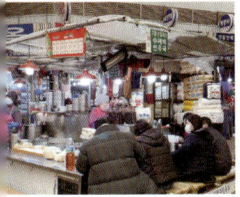

❽ 분식골목

손칼국수와 열무국수, 만두를 파는 분식골목이다. 추운 겨울에 인기 많은 골목으로, 쭉 늘어서 있는 칼국수 집들은 가게마다 다른 육수 맛을 자랑한다. 이중 강원도집은 칼국수를 주문하면 감자와 만두 한 알을 더해 푸짐한 한 그릇을 내어준다.

❿ 총각네수제붕어빵

광장시장 남1문 앞에 있는, 광장시장에서 가장 핫한 붕어빵집이다. 이 집 붕어빵의 종류는 팥(호두), 피자, 슈크림 세 가지. 바삭한 빵과 넉넉한 팥 사이로 고소하게 씹히는 호두가 매력적인 팥붕어빵이 가장 인기다. 굽는 족족 팔리는 통에 1인당 3개까지만 구매할 수 있으며, 줄 서지 않고 맛보기란 쉽지 않다.

남대문시장 호떡이 촉발한

'욕망'에 관한 이야기

에디터 : 이현주
사진 : 조영주
이야기해 주신 분들 : 금정화, 유지현, 정수빈, 이정아

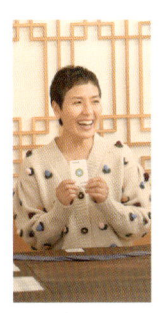 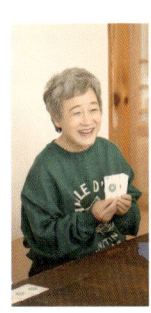 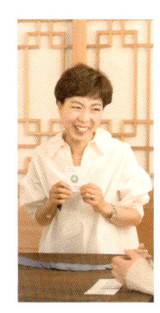 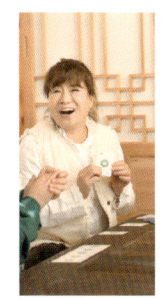

암에 걸리고 나니
금기해야 할 것들이 너무도 많습니다.
특히 백색 식품, 밀가루는 건강의 주적이라
암 경험자들에겐 절대 불가의 음식이지요.
하지만 유혹은 곳곳에 깔려 있습니다.
특히 촬영이 진행된 남대문시장은 온통 밀가루 먹거리의 천국이었습니다.
호떡, 튀김, 칼국수, 만두, 떡볶이, 강정, 빵…
금기가 욕망을 부른다고 했던가요?
그 유명하다는 남대문시장의 호떡집 앞에서
우리의 아미들 '욕망과 절제' 사이의 줄타기를 시작했고,
그날 밤 밀가루를 시작으로
욕망에 관한 이야기가 터져 나왔습니다.
그들의 불타는 욕망은 무엇인지 들어보았습니다.

욕망 대담의 시작, 밀가루

이정아 오늘 첫 촬영을 했는데, 어떠셨어요? **정수빈** 날도 춥고, 촬영도 처음이라 여러모로 힘들었는데, 그중에서도 가장 힘들었던 순간을 꼽으라면 시장 입구 '호떡집'이에요. 제가 군것질을 엄청나게 좋아해요. 그런데 암 경험자들은 밀가루와 튀긴 음식을 멀리해야 하죠. 그런데 오늘은 정말이지 너무 먹고 싶었어요. **유지현** 저도 아프고 난 후엔 늘 음식 앞에서 갈등해요. 저도 오늘 호떡집 앞에서 "저거 밀가루인데… 튀긴 건데… 먹으면 안 되는데…" 라고 생각하면서도 마음 한편에서는 "한 번인데 어때" 하는 생각이 들더군요. **이정아** 시장은 또 가야 하는데, 언제까지 참을 수 있을까요? **유지현** 영원히 먹지 않을 자신은 없어요. 사실 많이 아플 때는 금기 음식을 딱 끊어요. 그런데 그렇게 관리해 몸 상태가 좋아지면 또 금세 못 참게 되더라고요. 그러다 병원 검사 결과가 좋지 않으면 자신에게 '미안하다' 사과하고 또 잠깐 금하고, 다시 몸이 좋아지면 탐하고… 악순환이에요. **이정아** 저는 워낙 수제비를 좋아해요. 아프기 전엔 수제비 반죽을 대량으로 만들어 냉동실에 보관해 두고는 수시로 만들어 먹었죠. 그런데 아프고 나선 완전히 끊었어요. 지인들과 외식할 때도 가능하면 밀가루 음식점에 가지 않으려 해요. 그래서 제 주변 사람들은 "언니는 밀가루 싫어하지"라고 말하죠. 아~주 큰 오해라고 할 수 있죠. **금정화** 밀가루에선 제가 제일 자유롭네요. 남대문 호떡은 제가 아프고 난 뒤에 먹게 된 음식이에요. 제가 밀가루를 많이 먹어서 아픈 것 같지도 않고, 또 그 호떡은 제게 밀가루 음식이기 이전에 추억이거든요. 친정엄마, 그리고 딸과 남대문시장에 올 때면 꼭 그곳에 들러 호떡 한 장씩 사 먹으며 추억을 쌓았어요. 지금도 그 호떡을 볼 때면 돌아가신 친정엄마가 생각나요.

절제와 욕망 사이의 줄타기

이정아 암 경험자들의 음식 절제에 대한 기준이 있을까요? **정수빈** 절제의 강도는 급한 정도에 따라서 달라지는데, 여기 네 분 중에서는 제가 가장 절박한 것 같네요. 그래서 음식 앞에서 "못 참겠어"라는 말 자체가 저에겐 사치스럽게 들려요. 지금 저의 몸 상태로는 선택의 여지가 없거든요. **유지현** 저도 작년에 수술하고는 6개월간 금기 음식들을 완전히 딱 끊었었어요. 절박해지니 그렇게 되더라고요. 녹즙에 익힌 채소에, 건강에 좋다는 음식만 부지런히 챙겨 먹었죠. 몸이 좋아지니 절제에 대한 결심이 슬슬 무너지긴 했지만요. 그래도 고기는 딱 끊었어요. **정수빈** 아~ 고기. 전 사실 밀가루보다 고기에 대한 욕망이 더 강렬해요. 전 아프기 전까지 쉼 없이 일을 했어요. 그러다 보니 살림도, 반찬도 잘하지 못했죠. 그런 제게 고기는 가장 간단하고 맛있는 요리였어요. 그래서 장을 보러 갈 때면 가장 먼저 식육점으로 향했어요. 고기를 못 사는 지금은… 시장에 가면 정말 살 게 없다는 생각이 들어요. **이정아** 암 환자는 절대 고기를 먹으면 안 되는 걸까요? **유지현** 전 친한 아미들과 밥 먹을 때면 잔소리를 많이 해요. "채소부터 먹어라, 고기는 먹지 마라, 커피도 참아라, 밀가루는 말도 안 된다…" 그렇게 얘기하면 누군가는 이렇게 반문하죠. "병원에서는 고기 먹으라고 했단 말이야"라고요. 즉 무엇이 맞다고 할 수도, 강요할 수도 없는 부분인 것 같아요. 아미들이 자신의 몸 상태에 따라 선택할 뿐이죠. **금정화** 어떤 선택을 옳다 그르다 할지 정말이지 어려운 부분이에요. **이정아** 그렇다면 각자 나름대로 음식에 대한 욕망을 절제하는 방법이 있나요? **정수빈** 저는 교육이라고 생각해요. 제가 아는 원장님이 "밀가루만 먹이지 않아도 명의 소리 듣는다"라는 말씀을 하셨는데, 그 말이 제 귀에 박히니까 스스로 조절이 되더군요. 결국 암은 본인이 학습이나 교육을 통해서 '맞다, 아니다'를 선택해야 하고, 그 선택은 '내 안의 의사'가 시키는 거라고 믿어요. **유지현** 교육의 힘이 대단하네요. 빵집을 두 개나 운영하시던 분이 교육으로 밀가루를 딱 끊으시고… **정수빈** 암은 원인을 분석을 해야 한다고 하잖아요. 저는 제 암의 원인을 분석해보니 운동과 식습관이었어요. 제가 운동을 정말 싫어해요. 또 식습관도 참 불량했어요. 제가 빵집을 했잖아요. 저녁이면 그날 팔지 못한 빵, 특히 도넛 같은 튀긴 빵은 다음날 팔 수가 없어요. 그래서 체할 걸 알면서도 그게 아까워서 늘 먹었어요. **금정화** 그 천 원짜리 빵 아끼려다가 지금 몸에 수백만 원씩 들어가네요. **정수빈** 그러니까요. 제가 정말 바보같이 살았던 거예요. 그래서 전 진짜 '암'을 통해서 '앎'이 많아졌어요. **유지현** 이제부터라도 평생 몸에 좋은 것만 먹여줘요. 꼭!

서로 다른 앞치마의 의미

이정아 오늘 남대문시장에선 어떤 욕망을 장바구니에 담았나요? **유지현** 오늘 앞치마를 샀어요. 사실 전 앞치마를 하고 요리를 한 적이 거의 없어요. 살림은 친정엄마께 맡기고, 전 제 일만 했죠. 아프고 난 후에야 앞치마를 차려입고 아이들에게 밥을 해주고 싶어졌어요. 그래서 자취하겠다는 아들에게 "군대 가기 전까지만이라도 같이 살며 엄마 밥을 먹지 않을래?" 했더니 "뭐 이제 와서 그러냐" 하더군요. 오늘 제가 산 앞치마는 이제라도 엄마의 자리를 찾고 싶은 욕망의 표현이라 할 수 있어요. **금정화** 제 앞치마는 지현 님과는 정반대의 욕망을 담고 있어요. 원래 살림을 했던 제게 앞치마는 일상의 익숙함이에요. 그런데 제가 취미로 그림을 그리면서 새삼 앞치미에 대한 새로운 욕망이 생겼어요. 『암밍아웃』책에 들어

갈 그림 그리는 사진을 찍을 때 '화가처럼 보일 멋진 앞치마를 입고 싶다'라는 욕망이요. 살림하는 앞치마가 아닌, 내 취미생활을 위한 앞치마. 그래서 꽤 고가의 앞치마를 샀어요. 아프기 전이라면 아마 이러지 못했을 거예요. **정수빈** 저는 아프기 전까진 살림이 되게 낯설었어요. 냉장고 속에 뭐가 들어 있는지를 늘 몰랐고, 냉장고를 열 때면 그 안이 보기가 싫어서 머리가 아팠어요. 요양병원 퇴원 후 집에만 있다 보니 자연스레 살림에 눈길이 가더군요. 살림을 할 줄 몰라 유튜브를 보면서 살림을 배우고, 그러면서 그릇을 사 모았어요. 냉장고도 제 스타일로 정리하기 시작했고요. 그렇게 살림을 시작해보니 생각했던 것보다 어렵지 않고, 재미도 있더라고요. 그러면서 저도 앞치마를 세 개나 샀어요. 예쁜 그릇도 샀고요. 뭔가를 즐길 때 멋을 내면서 하면 훨씬 더 기분이 좋아지잖아요. **이정아** 주부를 탈피하고, 주부의 삶을 시작하고, 엄마의 길로 들어서고… 앞치마에 담긴 욕망들이 참 다양하네요.

꾸미고 싶은 욕망

정수빈 저는 꾸미고 싶은 욕망도 있어요. 오늘 촬영한다고 3년 만에 화장을 했는데 기분이 남달랐어요. 또 아까 남대문시장에서 화장품 가게를 지나는데 '내가 화장품을 산지가 참 오래됐구나' 싶더라고요. 파마도 하고 싶고, 염색도 하고 싶은데 그런 것을 다 누르고 뒤로 미뤄야 한다는 게 슬퍼요. **유지현** 전 얼마 전에 생애 처음으로 네일 아트를 했어요. 손톱을 반짝이며 암 친구를 만났더니 대뜸 "네가 미쳤구나, 손톱이 숨을 쉬는데 그걸 다 막아버리면 어떡하냐"고 소리치더군요. 그래서 바로 "네~" 하고 지웠죠. 그다음부터 못 하고 있지만 하고 싶은 욕망은 늘 있어요. **이정아** 전 암 치료가 다 끝난 후에 쌍꺼풀 수술과 피부 레이저 시술을 받았어요. 조금 더 이뻐지고 싶고, 화장도 하고 싶던 욕구를 마구 분출한 거죠. 그래서 아프기 전보다 좀 더 이뻐졌어요. **금정화** 저는 화장에 대한 욕구는 없는데, 치료 때문에 머리 모양이 지금처럼 바뀌면서 옷 스타일이 많이 달라졌어요. 예전에는 청바지에 티셔츠 하나 입는 게 제 스타일이었는데, 머리 모양에 맞추다 보니 좀 더 스타일리쉬해진 것 같아요. **유지현** 꾸미고 싶은 욕구는 누구나 다 있는 것 같아요. 암이 있고 없고를 떠나서… **정수빈** 저는 지금 요양병원에 있는데 병원에 있을 때는, 화장품은 물론 비타민D를 만들기 위해 자외선차단제도 바르지 않아요. 그러다 집에 내려가 친구들을 만나면 스트레스를 받아요. 나는 얼굴에 주근깨도 많고 기미도 끼고 그러는데 친구들은 시술도 받고 화장도 하고 만나니 제가 너무 추레하게 느껴져 친구들을 만나고 오면 더 우울해지더군요. **유지현** 암 환자들에 대한 이색 연구 결과가 있어요. 암 환자들의 특성 중 하나가 이쁜 것, 꾸미는 것에 돈을 많이 쓴다고 해요. "아픈데 뭘 참아" 그러면서 옷도 많이 사고, 가방도 많이 사며 돈을 많이 쓴다는데… 이게 잘못된 욕망인지는 알 수는 없어요.

행복은 지금 여기, 이 순간

금정화 저는 지금 주부의 삶을 탈피하는 과정에 있다 보니 뭔가를 자꾸 배우고 싶은 욕망이 가장 커요. 무엇이든 보고 나면 그걸 어떤 형태로든 남기고 싶은 욕구도 생겼고요. 더불어 나를 아름답게 표현하는 즐거움에도 빠져가고 있어요. **이정아** 지금까지 무얼 배우셨어요? **금정화** 처음엔 훌라를 배웠어요. 몸을 움직이며 행복했죠. 춤을 추는 제가 좋더라고요. 그리곤 그림 속의 내가 궁금해 그림을 그렸어요. 저를 표현하는 글도 꾸준히 쓰고 있는데… 그러다 이렇게 책 만들 기회도 만나게 됐네요. 아주 바람직한 욕망 같아요. **정수빈** 저는 암에 걸리기 전에는 집에 있지 않았어요. 빵집만 운영했던 게 아니라 사회 활동도 열심히 했죠. 뭔가 밖에서 인정받아야 내가 나로서 존재한다고 생각했어요. 그런데 아프고 나니 스스로 위축이 되더군요. 사람들이 저를 불쌍하게 바라보는 시선에 자존심이 상했어요. 그래서 저는 집 안으로 들어와 살림하는 재미와 욕망에 빠졌죠. **이정아** 금정화 님이랑 정반대의 길을 걷고 계시네요. 살림하며 좋았던 순간은 언제인가요? **정수빈** '좋았다'라기보단 맘이 찡했던 순간이 있어요. 남편이 제가 해준 밥이 너무 맛있다고 한 순간이에요. 사실 밥이 맛있다는 게 아니라 함께 식사하는 시간이 너무 즐겁고 행복하다는 의미였죠. 전에는 늘 퇴근 후 혼자 밥 먹고, 밤 12시 지나 퇴근하는 절 기다렸거든요. 뒤늦게 왜 그렇게 살았을까 후회를 많이 했어요. 아프기 전까지 전 먼 미래만을 위해서 살았던 것 같아요. 지금, 이 순간이 행복해야 한다는 걸 몰랐던 거죠. **이정아** 전 아들 셋을 키우며 일을 했어요. 세 아이 중 둘은 많이 아팠고요. 일하고, 살림하고, 아픈 아이들 케어까지… 정말 힘들었죠. 그러면서 내 것은 '아무거나'여도 괜찮았고, 가족들 것은 뭐든 좋고 비싼 것들로만 챙겼어요. 그러다 아프고 나선 '내가 100만 원을 벌면 그중 10%는 나를 위해 쓰자'라고 마음먹었어요. 뒤늦게 나를 위한 소비를 시작한 거죠. 그때부터 매달 나를 위한 선물을 하고 있어요. **금정화** 저는 암으로 생긴 용기인지, 아니면 나이와 시간이 가져다준 여유 때문인지, 전엔 생각지도 못했던 것들을 꿈꿨고, 올해 그 꿈들을 모두 이뤘어요. 전엔 온 가족이 함께 가는 여행을 주로 즐겼는데, 어느 순간 딸과 단둘이, 또는 아들과 단둘이, 남편과 오붓하게 여행하는 시간을 가져보고 싶었어요. 그걸 올해 다 이뤘어요. 딸과 둘이 스페인 여행을 다녀왔고, 아들과는 제주도를 여행했고… 2020년은 제 생에 최고의 해 같아요. **유지현** 아프기 전의 버킷리스트를 보면 대부분 '나중에 저런 걸 해봐야지'라는 것들이 많았어요. '바쁜 일 끝나고 여유 있으면 그때…' 그때가 언제인지는 아무도 모르죠. 아프고 난 뒤엔 다음 주, 다음 달처럼 아주 가까운 날, 현실 가능한 목표를 정하고 움직여요. **금정화** 맞아요. 아미가 된 후에는 하고 싶은 걸 미루지 않게 된 것 같아요. **유지현** 'Here and Now'라는 말이 있잖아요. 지금 여기, 이 순간이 가장 소중하다는. 예전에는 '언젠가 세계여행'이 꿈이었다면, 지금은 내일 할 수 있는 것, 내가 살아 있는 동안 할 수 있는 것에 집중하게 돼요. **정수빈** 옛날에는 돈 많고 좋은 직업을 가진 사람들이 행복할 거라 생각했어요. 아파 보니까. 행복은 내 안에 있고, 작은 것 하나하나에 감사해요. 숨 쉴 수 있음에, 먹을 수 있음에, 들을 수 있음에, 볼 수 있음에 감사하게 됐어요. **금정화** 내가 몸이 아프지 않았더라면 지금 이 순간에 감사하지 않았을 거란 생각이 들어요. 그런데 지금은 내가 이렇게 할 수 있다는 것에 대한 감사함이 많아졌어요.

자기 성장, 그리고 기여의 욕구

유지현 겉으로 보이는 욕구 외에 제일 많이 바뀐 욕구가 자기 성장의 욕구, 그리고 자기 돌봄의 욕구 같아요. 나를 돌아보는 것, 내 내면을 보는 것. 예전엔 주어진 일 하느라 바빠서 늘 '나'는 나중이었어요. 지금은 무엇을 하고, 무엇을 배우든 '이것으로 나를 돌볼 수 있나?' 하는 생각을 하죠. 암을 통해 몸뿐만 아니라 마음도 돌아보게 된 것 같아요. **정수빈** 제가 공감 카드를 사게 된 계기도 비슷해요. 내가 내 마음이 어떤지, 어떤 욕망이 있는지를 들여다보지 않았더라고요. 공감 카드를 통해서 나한테 왜 이런 욕구가 생겼나를 들여다보니 다 이유가 있었어요. 정말로 나를 사랑하기 위해서는 내 기분이 어떤지를 잘 알아야 할 것 같아요. **이정아** 저도 그랬어요. 늘 제 기분에 상관없이 '저 사람의 기분이 어떨까?'를 먼저 생각하고 배려했죠. 나의 이익이라던가, 나의 상처는 생각하지 않고 남을 먼저 생각했는데, 그게 결코 저한테 좋지는 않더라고요. **유지현** 가장 최근에 생긴 욕구는 남에게 내가 아는 걸 알려주고 도와주고 싶다는 욕구에요. 아픈 뒤 처음에는 치료에 집중했는데, 지금은 누가 암에 걸렸다고 하면 제가 아는 정보를 막 알려주고 싶은 욕구가 생겨요. **이정아** 저는 주변 암 경험자를 만나면 꼭 밥을 해서 먹여요. 특히 항암 들어가기 전에 맛있는 밥을 해서 푸짐하게 먹여요. 저 같은 주부 아미들은 항암 전에 오히려 잘 먹질 못하거든요. 남편 챙기랴, 아이 챙기랴… 그 마음을 잘 알기에 전

그들을 위한 밥을 챙겨주고 싶은 욕구가 많이 커졌어요. **유지현** 많은 아미들이 암에 걸린 후 서로 돕고자 하는 기여의 욕구가 생기는 것 같아요. **금정화** 맞아요. 내가 우울해 봤고, 내가 힘들어 봤으니까. 내가 그 과정에서 어떻게 즐거움을 찾아서 살았는지, 일상에서 즐거움을 찾는 방법은 무엇인지 등 다양한 경험을 공유하고 싶어져요. 그런 경험을 공유하고 싶어 『암밍아웃』책도 만드는 거고요. **정수빈** 얼마 전 제가 있는 요양병원에서 수기집을 만들었는데 책 제목이 『꽃들에게 희망을』이었어요. 애벌레가 나비가 되기 위해서는 고치 속에서의 삶을 견뎌야 하잖아요. 암 환자 또한 완치된 나비가 되기 위해서는 완치할 수 있다는 믿음을 가지고 고치 속 삶과 같은 치료의 시간을 인내와 용기를 가지고 버텨야 한다는 이야기를 담고 있어요. **금정화** 맞아요. 우리는 나아가는 과정이, 그 고치의 시간이 얼마나 힘든지 알잖아요. 그래서 다른 암 경험자들에게 희망이 될 수 있다고 생각해요. **정수빈** 전 아직 애벌레이고, 다가올 고치 속 시간은 어둡고 힘들고 외로운 시간일 거예요. 그러나 치유하는 길이니 버텨내야죠. 그리고 나비가 되었을 때는 그냥 나홀로 아름답게 훨훨 나는 나비가 아닌, 책 제목처럼 꽃들에게 희망을 주고 싶어요. 우리 모두 같은 마음이라 생각해요. **금정화** 우리 얘기를 정리해보니까 우리는 모두 기여의 욕구, 나눔의 욕구가 있네요. 우린 정말 아름다운 사람들이네요! **모두들** 우리 모두 꽃들에게 희망을~ 아미들에게 희망을~!

아 미 들 의
장 바 구 니 아 이 템
훔 쳐 보 기

각기 다른 개성을 지닌 아미들이
색색의 장바구니를 들고
한국을 대표하는 재래시장, 남대문시장 탐험에 나섰습니다.
"고양이 뿔 빼고 다 있다"라는 이곳에서
아미들은 어떤 물건들을 장바구니에 담았을까요?
슬며시 들여다봤습니다.

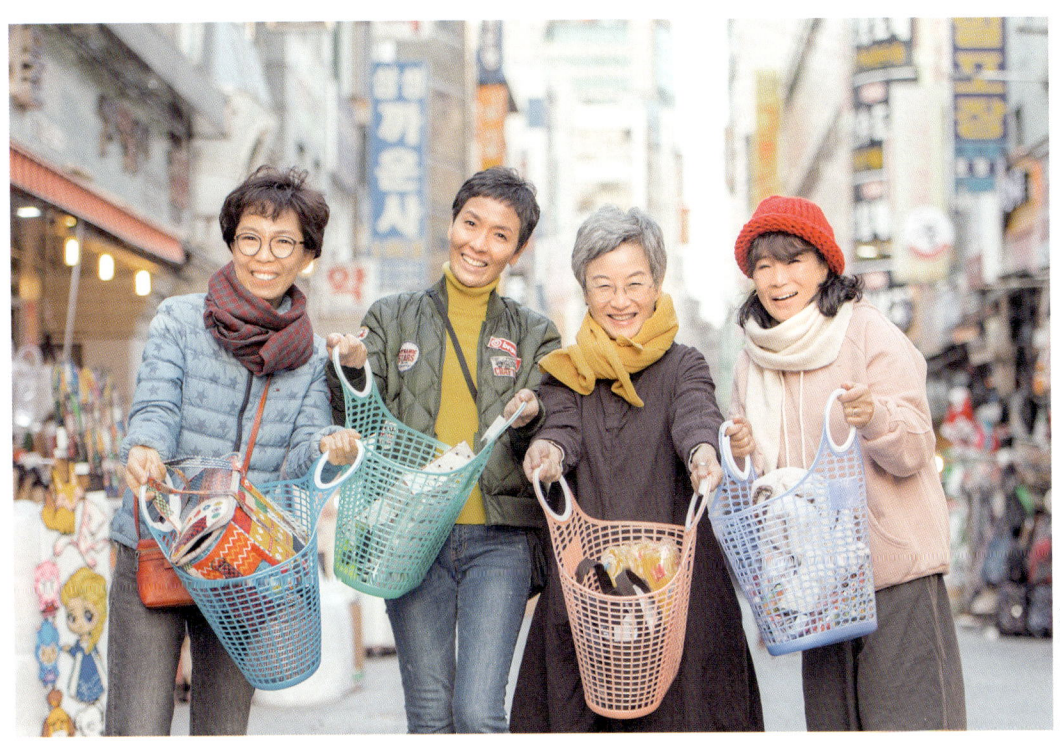

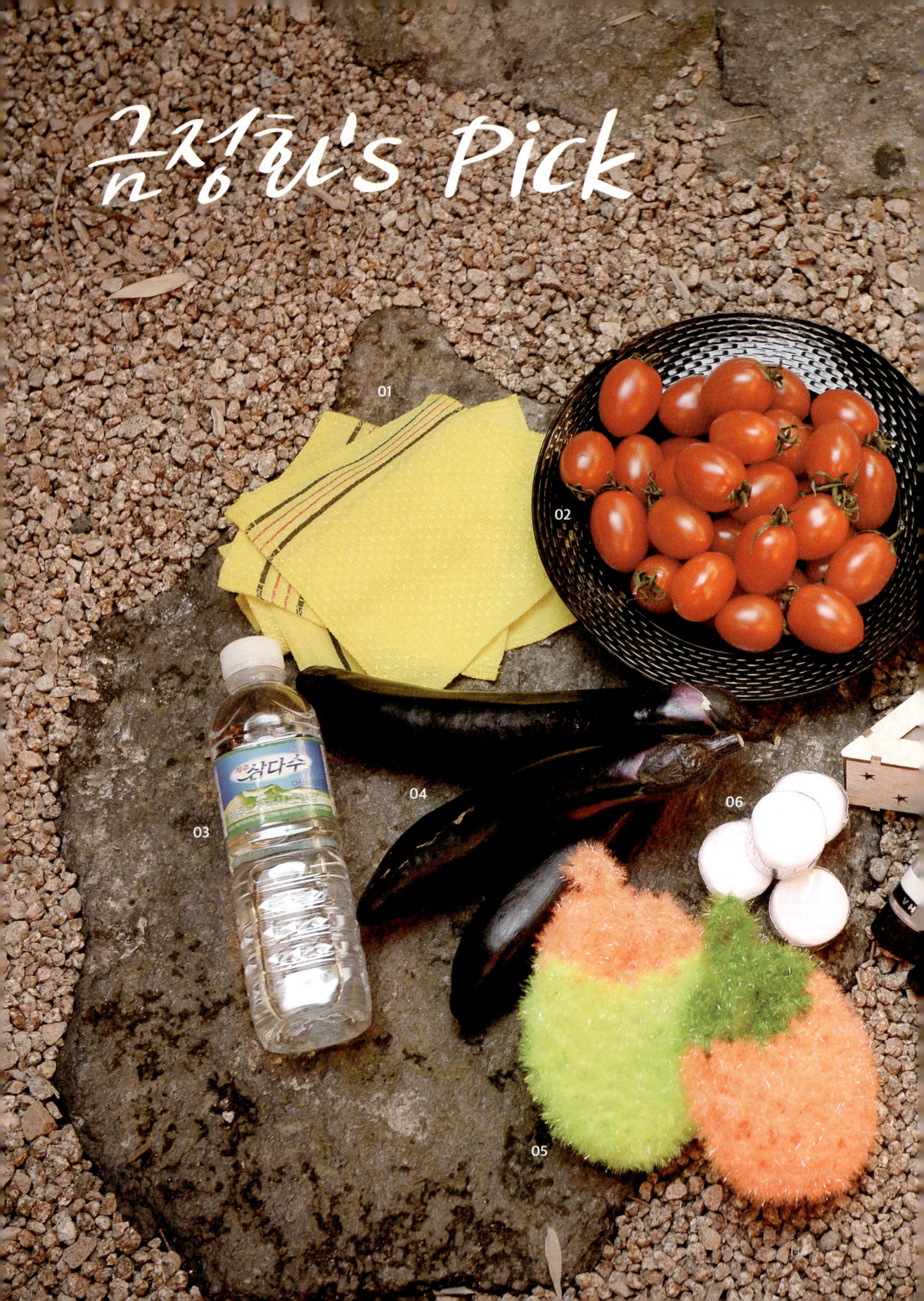

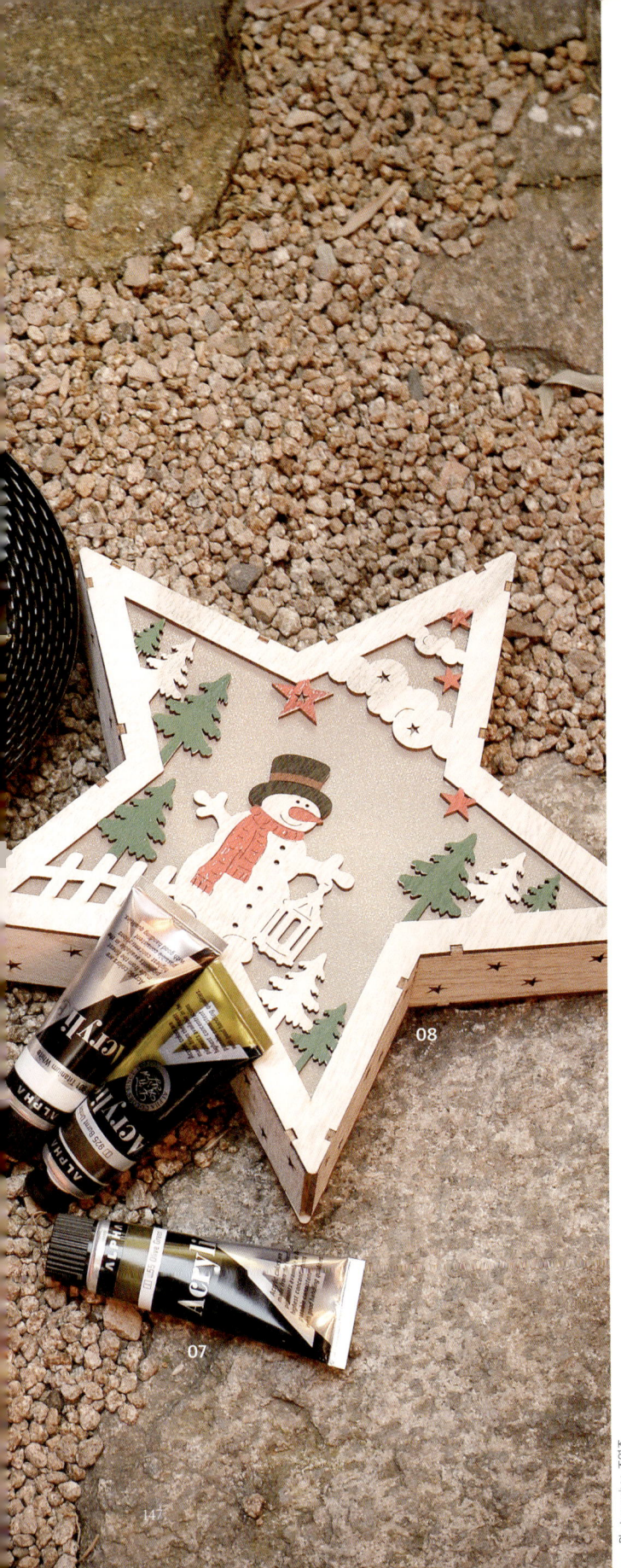

01 이태리타월 : 암 수술 후 보형물을 넣어 유방 재건을 하기까지 1년 반 정도의 시간이 걸렸다. 그 기간 동안은 대중목욕탕에 가기가 어려워 집에서 때 목욕을 해결했다. 그때부터 애용하게 된 아이템.

02 토마토 : 서양에는 "토마토가 붉어지면 의사 얼굴이 파래진다"라는 속담이 있다. 토마토를 먹으면 건강해져 의사를 찾지 않게 되기 때문이란다. 암에 걸린 후 바뀐 나의 아침식사도 토마토. 올리브유에 달걀과 함께 볶아 먹으면 더없이 간단하고 맛있는 한 끼가 된다.

03 생수 : 지난해, 건강을 위해 한의원에서 진맥을 받았다. 솔루션은 물을 많이 마시라는 것. 이후 수시로 물을 사서 마시며 하루에 마시는 양을 체크하는 중이다.

04 가지 : 폴리페놀이라는 항산화물질이 많이 들어있는 가지는 남편이 좋아하는 음식 재료 중 하나다. 또한 이 폴리페놀 성분은 암세포의 증식과 생성을 막아 항암 효과에도 매우 탁월하다고 한다. 그래서 윤기 나는 보랏빛 가지는 장보기 필수 아이템 중 하나다.

05 수세미 : 주방의 필수품. 수세미 하나를 오래 쓰기보다 자주 교체해 사용하는 것이 위생적이다. 그래서 시장에 오면 보이는 족족 사게 된다.

06 고체연료 : 얼마 전 딸 아이가 사 온 미니 화로 세트에 가족들이 고기를 구워 먹었다. 단 아들만 빼고. 미니 불판에 구운 고기를 못 먹어 본 아들을 위해서 시장에서 구매했다. 아들아, 기다려라~

07 물감 : 나이 50에 새롭게 시작하게 된 취미생활인 '드로잉'을 위한 아이템. 다양한 취미생활이 생기면서 쇼핑하는 즐거움도 커졌다.

08 크리스마스 전등 : 연말을 맞아 조금 다른 집안 분위기를 내보려고 고른 아이템이다. 더불어 매년 같은 크리스마스 트리를 장식하는 딸을 위한 선물이다.

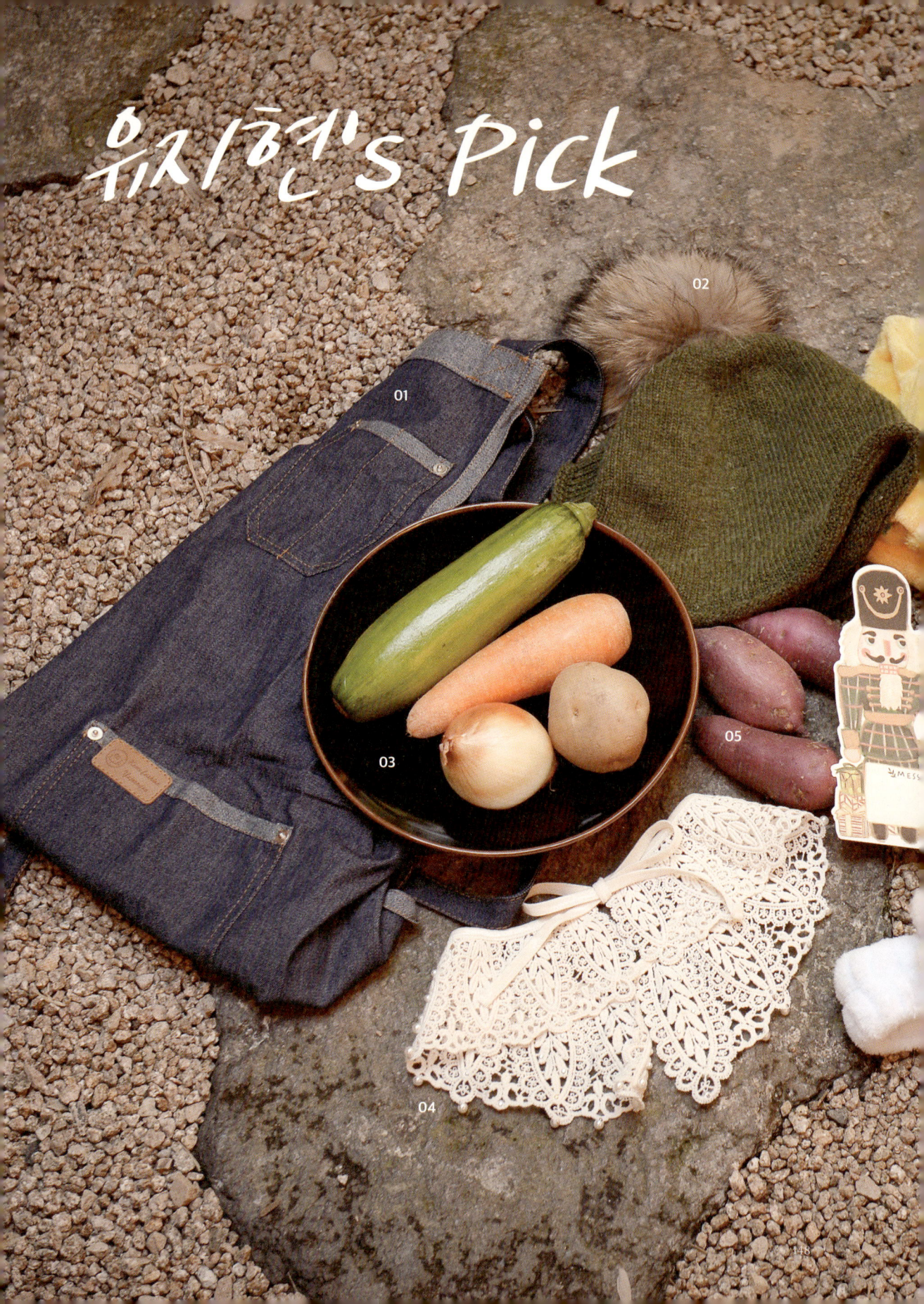

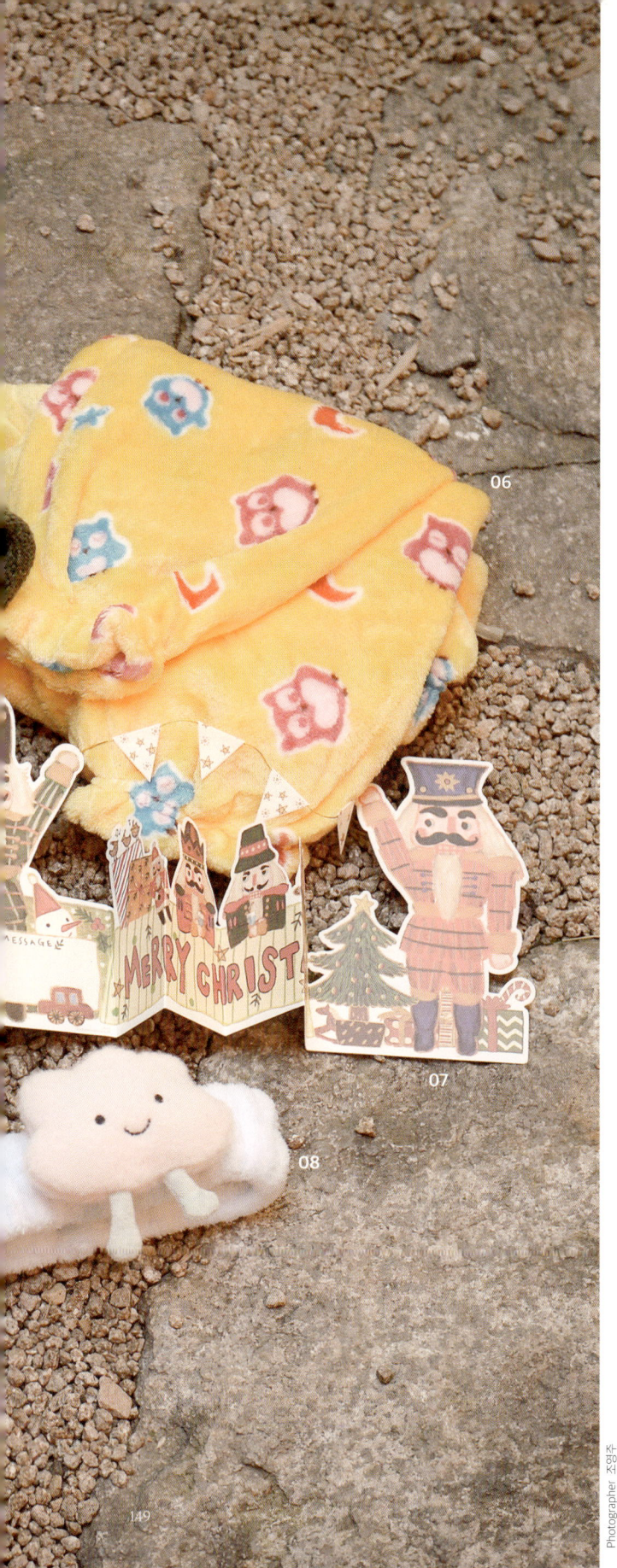

01 앞치마 : 신혼 때 시댁에서 한복 위에 앞치마를 걸쳐본 이후로 앞치마를 해본 적이 없다. 이제라도 아이들에게 따뜻한 밥 한 끼를 해주겠다는 일념으로 앞치마부터 골라봤다.

02 털모자 : 항암치료 부작용으로 머리카락이 한 올도 남지 않고 나서야 머리카락의 소중함을 깨달았다. 이젠 보온을 위해 꼭 모자를 쓴다.

03 채소들 : 된장찌개에 넣을 채소들이다. 뒤늦게 알게 된 사실인데 딸아이가 된장찌개를 잘 먹더라고…

04 레이스 장식 : 나를 위해 파격적인 걸로 하나 장만했다. 변해야 하니까…

05 고구마 : 딸의 점심 도시락으로 챙겨줄 고구마이다. 독서실을 오가며 공부하는데 점심 먹으러 올 시간도 아깝다며 고구마 같은 것으로 점심을 대신한다. 학교 다닐 땐 한 번도 안 싸 주었던 도시락을 요즘은 매일 싼다.

06 수면바지 : 지난해 봄, 딸의 생일날 잠옷을 선물하니 좋아했던 게 생각이 나 겨울 잠옷도 사보았다. '잘 때 입으면 잠옷이지 뭐'라며 티셔츠와 편한 바지를 대강 입었던 어릴 때를 생각하며 이제라도 챙겨본다.

07 크리스마스카드 : 지난해 군에 입대한 아들에게 보내려고 있다. 훈련기간에는 인터넷 편지 시스템이 잘 되어있어서 쉽게 보냈는데 이제는 손편지로 보내야 한다. 이게 얼마만에 보내는 카드인가?

08 세안 머리띠 : 긴 머리카락을 가지고 있는 딸아이에게 줄 세수할 때 쓰는 머리띠. 깜찍한 모양이 내 맘에는 쏙~ 드는데… 딸은 좋아할까?

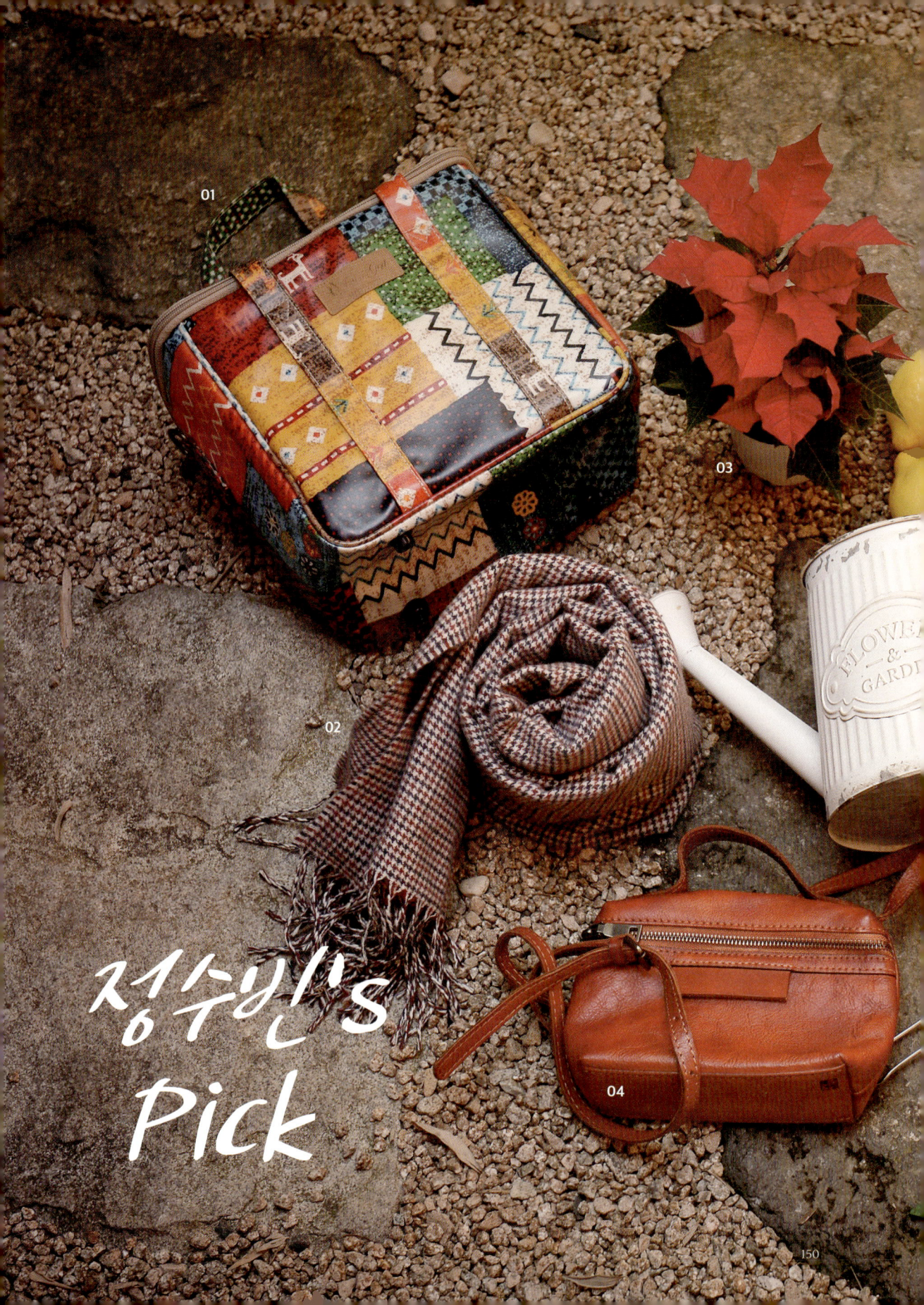

정수빈's Pick

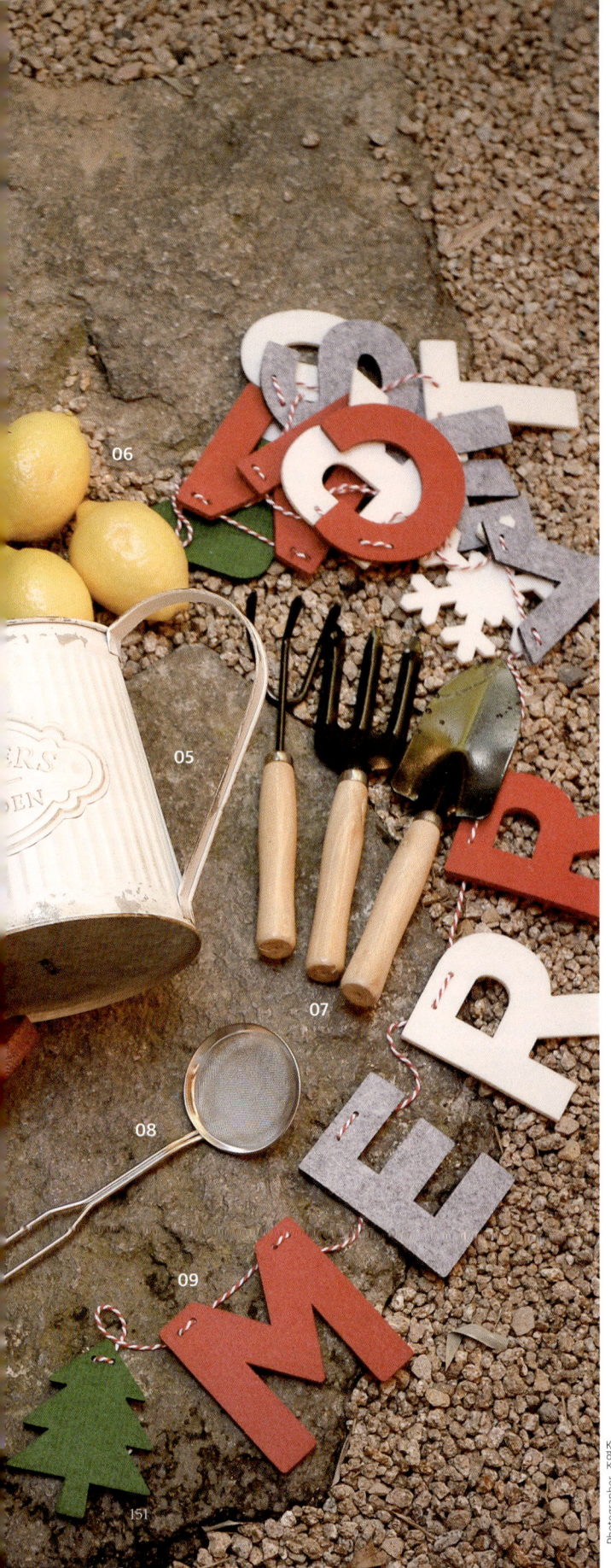

01 도시락 가방 : 외식이 일상이었던 예전과 달리 요즘은 어디를 가든 늘 도시락을 챙긴다. 현미밥, 녹즙, 견과와 각종 영양제를 담을 도시락 가방을 크기 넉넉하고 보온력이 있는 것으로 새로 구매했다.

02 목도리 : 남편의 크리스마스 선물로 구매했다. 일주일에 두 번, 3~4시간씩 녹즙을 짜는 남편에게 감사의 마음을 따뜻한 목도리로 전하고 싶다.

03 포인세티아 : 붉은 잎사귀와 진한 초록 잎이 크리스마스 이미지와 어울리는 포인세티아. 솔방울과 함께 장식하면 따뜻한 성탄 분위기 완성이다.

04 수제가죽 핸드폰 가방 : 도시락 가방을 챙겨 다니다 보니 큰 핸드백이 거추장스럽다. 핸드폰과 카드지갑 넣을 수 있는 작은 크기의 가방을 구매했다.

05 물뿌리개 : 화분에 물을 줄 때 멋스럽고 빈티지한 물뿌리개를 사용하면 내 기분이 좋아질 것 같아 구매했다. 폼생폼사~!

06 레몬 : 장을 볼 때면 빠지지 않는 아이템이다. 몸속 해독에 탁월한 효능이 있는 레몬은 즙을 내 따뜻한 차로 즐기기 좋다.

07 모종삽 : 건망증이 심한 탓에 지난번 구매한 삽을 어디 뒀는지 찾지를 못해 새로 샀다. ^^;; 건망증은 내 탓이 아닌 항암치료 부작용인 걸로… ㅋㅋ

08 채망 : 커피 관장을 위한 물을 끓인 후 커피 찌꺼기를 건지기 위한 채망. 크기가 작아 안성맞춤이다.

09 크리스마스 가랜드 : 아이들이 자라니 크리스마스트리 장식이 번거롭고 귀찮다. 간단한 크리스마스 장식을 위해 장만했는데 가성비 최고다.

만 든 사 람 들

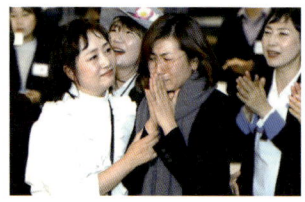

조진희

2018년도에 유방암 진단을 받았습니다. 병원에서 몸은 치료가 되었지만 마음은 치료가 되지 않았던 저에게 암 경험자들과의 소통은 또 다른 치료제였습니다. 옆 사진은 암 진단 후 일 년 만에 처음으로 울음이 터진 날입니다. 이 날 전 제가 암에 걸린 걸 인정하고, 먼저 암을 겪은 암 멘토들에게 위로를 받고, 나도 그렇게 살겠노라고 결심했습니다. 그 경험을 나누고자 암 경험자를 위한 출판사를 만들었고, 그동안 많은 아미와 만났습니다. 앞으로도 더 많은 만남을 기대하며, 그 만남을 통해 더 좋은 책을 만들어 가겠습니다. 더불어 서울시장 편 저자분들을 비롯해 도움 주신 분들께 감사드립니다.

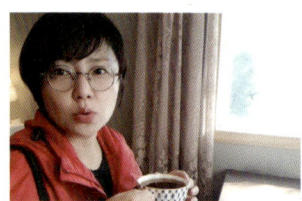

이현주

오랜 시간 글을 쓰고 책을 만들다 아미북스 조진희 대표님을 만났고, 조진희 대표님과 연을 이어오다 『암밍아웃』을 만들게 되었습니다. 처음엔 그저 익숙한 책을 만드는 일이라 생각했는데… 아니었습니다. 『암밍아웃』은 단순한 책이 아닌 암 경험자들의 눈물이고, 아픔이고, 꿈이고, 출구였습니다. 『암밍아웃』을 작업하며 무심했던 나를 돌아보고, 무감했던 나를 반성했습니다. 『암밍아웃』을 만들며 삶을 대하는 태도와 타인을 바라보는 시각이 넓어졌습니다. 많은 것을 느끼고 깨닫게 해 준 저자분들께 감사드립니다.

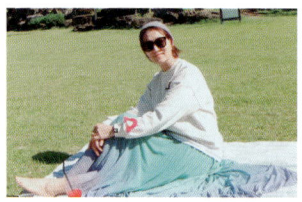

유정윤

『암밍아웃』 1권, 제주도 편에 저자로 참여한 '뜨게하는 유정윤'입니다. 2권에서는 책 진행자로 『암밍아웃』과 다시 인연을 맺었습니다. 실과 뜨개바늘이 아닌 화장품과 드라이기를 들고, 메이크업 아티스트 겸 스타일리스트로 『암밍아웃』 촬영을 함께 했습니다. 저자분들의 미모와 스타일을 만들어 내는 과정이 쉽진 않았지만, 쓰임이 많은 곳에 함께 할 수 있어 행복했습니다. 많이 부족하고, 어설픔에도 크게 만족해하고 환하게 웃어주신 저자분들과 작가님들께 감사드립니다.

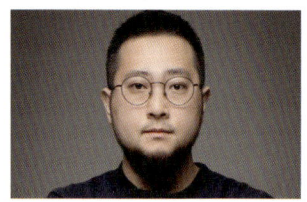

이관석

발달장애 아동들의 놀이치료 활동을 기록하며 사진을 시작했습니다. 몽골, 인도, 터키, 시리아, 요르단 등에서 여행 사진을 담다가 『캄보디아 예수회 봉사단』과 함께 캄보디아에 머물며 『원불교 청수나눔실천회』, 『고엘 공동체』, 『환경재단』, 『평화를 이루는 사람들』, 『Sipar』 등 국내외 NGO와 사진 작업을 했습니다. 현재 『사단법인 바라봄』에서 일하며 사진에 다가기기 어려운 분들을 위한 작업과 더불어 『암밍아웃』과 두 번째 인연을 이어가고 있습니다.

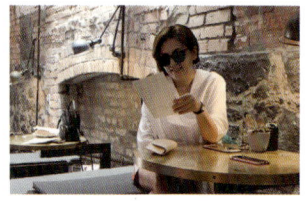

조영주

아미북스 조진희 대표의 큰언니입니다. 『암밍아웃』 제주도 편에 이어 『암밍아웃』 서울시장 편 촬영에도 함께하며 의미있는 시간을 기록할 수 있었습니다. 날씨와 시간, 공간의 제약 등으로 만만치 않은 촬영이었지만 촬영 과정에서 저자분들에게 좋은 기운을 받았고, 촬영 후엔 이유 모를 좋은 기분이 선물처럼 다가왔습니다.

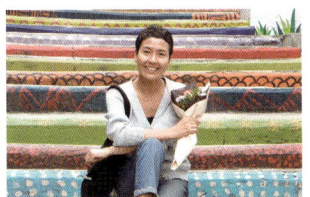

금정화
'단단하게 멘들어 줄꺼우다' 제주 한달살이를 하며 곶자왈을 걸을 때 제일 먼저 눈에 들어 온 글귀입니다. 돌아보면 지난 시간은 정말 힘들었지만 나를 더 단단하게 만들어 주었고, 또한 『암밍아웃』의 저자가 될 수 있는 기회도 주었습니다. 이제는 여행하며 글을 쓰고, 그림도 그리는 작가로 살고 싶다는 생각이 봄꽃처럼 환하게 피어나고 있는 중입니다.

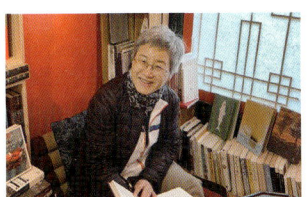

유지현
직장생활 28년, 늘 나 자신보다 일이 먼저였고, 24시간이 모자랄 만큼 바쁘게 살다가 암을 만났습니다. 몸을 돌보고 주변도 살피고 좀 더 느리게 지내라며 경고를 해 준 암에게 '알았노라' 화답하며 새로운 시간을 살고 있습니다. 암 덕분에 만난 새로운 모든 것에 진심인 편입니다. 그렇게 『암밍아웃』과 진심으로 만났습니다.

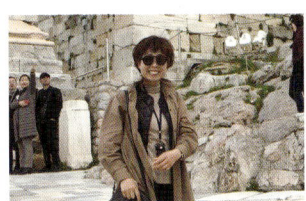

정수빈
바쁘게 살았습니다. 늘 무언가에 쫓기듯, 그저 경쟁에서 이겨야 한다는 생각으로 전쟁하듯 살았고 그 결과, 저는 암 환자가 되었습니다. 이제는 나를 돌아보며 사랑하고, 내 마음을 읽어주려 노력 중입니다. 그래서 내가 정말 하고 싶은 것이 무엇인지, 좋아하는 것이 무엇인지 알아가는 중입니다. 더불어 나 자신과 멋진 연애를 해볼 참입니다.

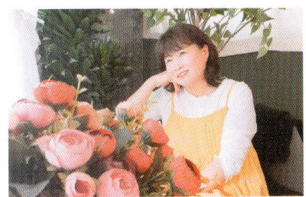

이정아
암 경험 후 저에겐 많은 기분 좋은 일들이 행운처럼 찾아왔습니다. 음악을 좋아하는 제가 합창단에서 활동할 기회를 얻었고, 그곳에서 암 친구들과 그간 꿈꿨던 많은 것들을 같이 즐기고 나누며 새로운 일상을 살아내고 있습니다. 그래서 이젠 원망이 아닌 감사의 삶을 살아가고 있습니다. '어려운 일이 있어도 늘 감사가 먼저다.' 그렇게 감사를 했더니 감사할 일들이 계속 나에게 다가오고 있습니다.

도 움 주 신 분

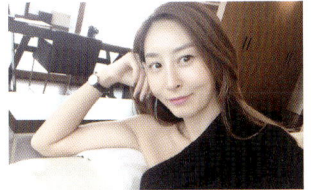

être 조혜재 대표님
『암밍아웃』의 두 번째 책에도 작은 도움이 될 수 있어 영광입니다. 'être boutique'의 옷을 입고 촬영하시는 동안 행복하셨겠죠~? 예쁜 옷을 입으면 행복해지고, 이런 소소한 행복들이 모인다면 더 행복하고 건강해지리라 믿어요. 저희 옷이 작은 도움이 되어 기쁩니다. 두 번째 『암밍아웃』도 응원합니다! 모두 건강하고 행복해지길 바랍니다.

암밍아웃
암이 탄생시킨 새로운 단어들
두 번째 이야기

1판 1쇄	2021. 04. 01
1판 2쇄	2021. 05. 15
펴낸이	조진희
기획	조진희, 이현주
저자	금정화, 유지현, 정수빈, 이정아
편집	이현주
사진	이관석(바라봄 스튜디오), 조영주
디자인	디자인생선가게 유민영
진행	유정윤
인쇄	예인미술
펴낸 곳	아미북스
출판등록	제2019-000080
주소	서울시 강남구 논현로155길 11 동란빌딩 5층
전화	02-3673-2220
이메일	ami_books@naver.com
인스타그램	amibooks_official

ISBN 979-11-969852-5-7

이 책의 저작권은 『아미북스』에 있으며 무단 전재나 복제는 법으로 금지되어 있습니다.
잘못된 책은 구입 하신 곳에서 교환해 드립니다.

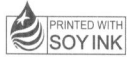

이 책은 FSC인증, 친환경용지에 콩기름 잉크로 인쇄되었습니다.
표지: 미스틱 208g/㎡, 내지: 미스틱 105g/㎡